Dr N. MONNOT

CONTRIBUTION A L'ÉTUDE

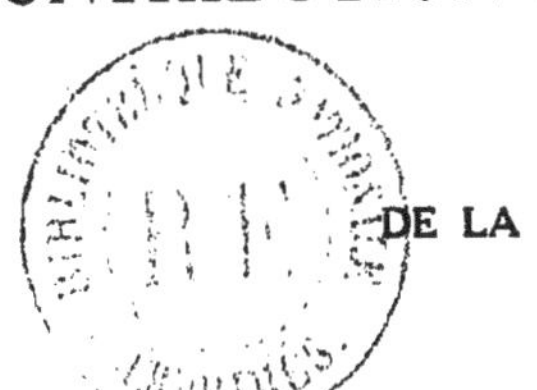

DE LA

PYÉLONÉPHRITE GRAVIDIQUE

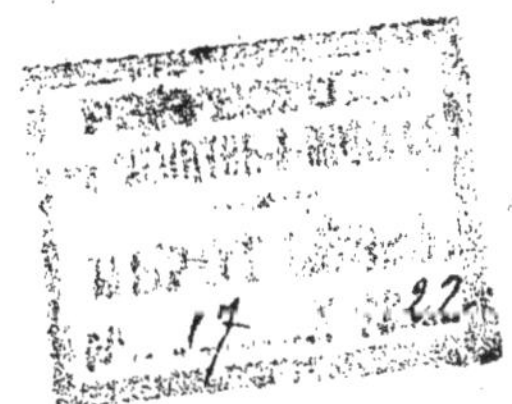

IMP. A. COLIN, NANCY
11, RUE DES QUATRE-ÉGLISES, 11

1922

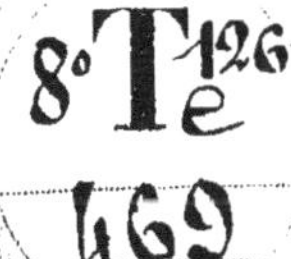

Dr N. MONNOT

CONTRIBUTION A L'ÉTUDE

DE LA

PYÉLONÉPHRITE GRAVIDIQUE

IMP. A. COLIN, NANCY
11, RUE DES QUATRE-ÉGLISES, 11

1922

A la Mémoire de mon Père,
le Docteur Charles Monnot,
Chevalier de la Légion d'honneur.

A ma Mère

Témoignage d'amour filial
et de profonde reconnaissance

A ma Famille

A mes Amis

INTRODUCTION

Au cours de l'hiver 1920-1921, alors que nous faisions notre stage à la Maternité, en qualité d'externe, nous avons eu l'occasion d'observer un cas de pyélonéphrite gravidique, particulièrement intéressant par son évolution clinique (cas rapporté à l'observation VII). Aussi, sur les conseils de notre maître M. le Professeur Fruhinsholz, nous avons résolu de reprendre l'étude de cette affection qui semble encore assez confuse au point de vue de la pathogénie et du traitement à instituer.

Dans ce travail, nous étudierons d'abord dans quelles conditions se produit la pyélonéphrite gravidique.

Nous essaierons ensuite de montrer toute l'importance que joue la grossesse, en tant que cause déterminante vis-à-vis de l'infection en question.

Après avoir esquissé la symptomatologie, nous nous attarderons davantage à l'étude du diagnostic de la pyélite gravidique, diagnostic que l'on omet souvent de faire, parce que parfois particulièrement difficile à établir quand l'on se trouve en présence d'un cas complexe.

Nous exposerons ensuite les divers modes de traitement que le médecin a à sa disposition pour combattre cette affection, et nous insisterons particulièrement sur le traitement urétéral qui semble devoir prendre une place prépondérante dans la thérapeutique à instituer vis-à-vis de la pyélonéphrite gravidique.

Suivent quelques conclusions et observations inédites.

CHAPITRE I

Historique

La première description de la pyélonéphrite gravidique n'a pas été faite comme voudraient le laisser entendre les Allemands, par KALTENBACH en 1871, mais par RAYER qui, en 1851, dans son *Traité des Maladies de la Grossesse*, a fait de cette affection une entité morbide bien définie. Cet auteur donna plusieurs observations de pyélonéphrites, chez des femmes enceintes, mais, pour lui, la gravidité n'agissait pas comme cause déterminante : elle était la complication entraînant l'exagération d'une lésion rénale antérieure, voire même d'une simple inflammation de la vessie. Les causes prédisposantes à l'infection, c'est-à-dire la stase urineuse et la dilatation des voies urinaires consécutive à la compression des uretères, étaient déjà connues de lui. La nature exacte de l'affection restait ignorée, les notions de bactériologie n'existant pas à cette époque.

Les pyélonéphrites furent considérées comme des lésions faisant suite à des infections de l'urèthre et de la vessie, le jour où KLEBS, en 1868, décela des microbes dans le rein. De ce jour, la théorie de l'infection remplaça celle de l'inflammation.

Pour CHAMBERLAIN (1877), les traumatismes de l'accouchement jouent un rôle primordial dans la pathogénie de l'affection, car ils amèneraient dans certains cas une infection puerpérale qui se propagerait par voie ascendante au rein, la congestion du rein, la dilatation de l'uretère par suite de la compression par l'utérus, étant des causes adjuvantes très importantes.

BRODEUR, en 1886, établit un rapport entre la parité et l'intensité des accidents rénaux : ces derniers augmenteraient avec le nombre des accouchements.

En 1889, ALBARRAN démontre que l'infection rénale peut se faire par la voie hématogène.

TERRIER et BAUDOIN confirment les dires d'ALBARRAN trois ans plus tard. Après quoi, ACHARD et RENAULT trouvent du colibacille dans les reins d'une femme morte des suites d'une pyélonéphrite survenue au cours d'une grossesse.

REBLAUD, au Congrès de Chirurgie de 1892, rapporte cinq cas de pyélonéphrite survenue pendant la grossesse et individualise nettement la pyélonéphrite gravidique. Pour lui, l'infection d'origine sanguine est précédée d'une hydronéphrose. Il signale en outre la présence du colibacille pur dans cette infection.

A la même époque, LOLHLEIN et OLSHAUSEN, en Allemagne ; BONNEAU en France, ayant fait des autopsies de femmes en couches, signalent la dilatation presque constante des uretères et montrent d'autre part le rôle important joué par la compression dans les infections rénales, car l'appareil urinaire est ainsi mis en état de réceptivité morbide.

En 1897, NAVAS, de Lyon, publie 12 observations dans sa thèse.

Depuis ce moment, nombreuses sont les discussions ayant trait à la thérapeutique à instituer pour l'affection. La néphrotomie et la néphrectomie rallient les suffrages de ROUTIER et BAZY, tandis que WEISS (1898), à Kiel, discute les indications de l'interruption de la grossesse dans la pyélonéphrite gravidique.

BAR et BOULÉ, en France, la même année, sont frappés par la cessation brusque des accidents après l'accouchement.

PASTEAU et D'HERBÉCOURT prônent la distension vésicale.

En 1898 toujours, ALBARRAN indique les bons avantages qu'on peut obtenir par le cathétérisme urétéral, suivi d'un lavage du bassinet, dans les cas où l'accouchement n'a pas mis un terme à la gravité des accidents.

De 1898 à 1902, WEILL, PESTALOZZA, LE BRIGAND, Mme GEBRACK, BALATRE, BREDIER, étudient la pyélonéphrite dans leurs thèses respectives. Ce dernier, en particulier, attire l'attention sur les formes latentes de pyélonéphrite gravidique, qui sont souvent prises pour de simples albuminuries. En 1907, THIBAULT reviendra sur cette question.

En 1904, LEGUEU, au Congrès de Rouen, fait un rapport détaillé sur les rapports de la pyélonéphrite avec la puerpéralité.

Peu après, BAR et LUYS signalent l'utilité de la séparation des urines, pour le pronostic de l'évolution de la grossesse dans la pyélonéphrite gravidique.

WALLICH étudie spécialement la pyélonéphrite dans les

suites de couches, et son diagnostic différentiel d'avec l'infection puerpérale.

Cathala (Thèse Paris, 1904), élève de Bar, attire l'attention sur la phase présuppurative de la maladie.

Périneau, en 1912, montre quel heureux résultat on peut obtenir par le cathétérisme urétéral suivi du lavage du bassinet.

Cette même année, Widal et Achard isolent du sang d'une malade les mêmes agents pathogènes que ceux trouvés dans l'urine.

De 1912 à 1921, Pinard, Le Fur, Chevassu, Wallich, Couvelaire, apportent à la Société d'Obstétrique de nombreuses observations.

Couvelaire, en 1920, dans sa leçon inaugurale, étudie les différentes formes cliniques de la pyélonéphrite gravidique et donne les indications des divers modes de traitement suivant les différents types cliniques.

CHAPITRE II

Étiologie

La pyélonéphrite gravidique est une affection que l'on rencontre assez fréquemment, surtout depuis qu'elle est recherchée systématiquement chaque fois que l'on se trouve en présence d'albuminurie survenant au cours de la grossesse, BREDIER, en 1902, ayant particulièrement insisté sur l'existence des pyélonéphrites « latentes » et THIBAULT ayant établi que le quart des albuminuries de la grossesse étaient des albuminuries par suppuration liées à une pyélonéphrite.

Elle frappe surtout les femmes jeunes. Sur 60 cas, nous avons constaté que 45 femmes étaient âgées de moins de 30 ans. Les primipares lui paient peut-être un plus lourd tribut que les multipares, mais il est souvent difficile, pour ces dernières, d'affirmer que leur rein n'a pas été touché, d'une façon bénigne tout au moins, au cours de grossesses antérieures.

Pourtant, il est bien établi aujourd'hui que la pyélonéphrite peut n'apparaître pour la première fois que lors d'une troisième ou d'une quatrième grossesse, ce qui est un argument à opposer aux auteurs qui ont voulu prétendre que la pyélonéphrite dite « gravidique » n'était qu'une pyélonéphrite antérieure, datant le plus souvent de l'enfance, réveillée par la grossesse.

Les pyélonéphrites bruyantes débutent en général, soit du 5e au 7e mois au cours de la grossesse, soit du 2e au 5e jour après l'accouchement.

Nous avons collecté 81 observations et nous avons constaté que la maladie avait débuté dans 17 cas au 5e mois, dans 14 cas au 6e mois, et dans 23 cas au 7e mois. Toutefois, il y a des exemples assez nombreux où l'affection a débuté au 3e, voire même au 2e mois. Les pyélonéphrites latentes, ainsi que l'a établi Bredier, ont leur maximum de fréquence d'apparition dans les derniers mois de la grossesse.

Le rein droit est beaucoup plus souvent frappé que le gauche. Dans 65 % des cas, dit Legueu, 56 fois sur 62 cas, dit Gugelot. Nous verrons au chapitre suivant pourquoi cette prédominance à droite. Lorsque le rein gauche est touché, 90 fois sur 100, c'est qu'il y a bilatéralité de la lésion.

La pyélonéphrite, envisagée d'une façon générale, est plus fréquente chez la femme que chez l'homme, et, parmi les femmes, elle semble avoir une prédilection plus marquée pour les primi ou les multipares que pour les nullipares. Nous ne saurions établir un rapport bien précis à ce sujet chez les femmes enceintes, ne possédant pas d'observations de pyélonéphrites gravidiques en nombre suffisant. Pour l'établir il faudrait, pendant un laps de temps assez long, examiner systématiquement toutes les femmes enceintes qui se présentent à la Maternité, car un certain nombre d'entre celles-ci sont, sans s'en douter, atteintes de pyélonéphrite latente caractérisée pour tout symptôme par la présence de pyocytes dans leurs urines sans que leur état général en pâtisse ! Or, ces pyélonéphrites sont méconnues la plupart du temps et ne peuvent être décelées que par un examen urinaire systématique !

Les malades que nous avons eu l'occasion de traiter avaient-elles des antécédents urinaires capables d'expliquer la genèse de leur affection ? L'observation IV nous montre que la malade se plaignait depuis un certain temps déjà de douleurs sourdes dans son côté droit. Peut-être avait-elle fait de la lithiase, un certain degré d'hydroniphrose qui s'est infectée au moment de la grossesse ? Mais la plupart des observations ne portent aucune trace d'antécédents urinaires chez les malades suivies et traitées !

Il faut donc dans un grand nombre de cas, chez les malades n'ayant jamais fait de maladies infectieuses capables de léser le rein, antérieurement à la grossesse, incriminer cette dernière dans la production du processus infectieux pyélo-rénal.

CHAPITRE III

Pathogénie

La pyélonéphrite gravidique est l'infection des voies urinaires supérieures : uretère, bassinet, rein, survenant au cours de la grossesse. Elle est due au développement d'un microbe dans le rein et dans le bassinet, mais son apparition est très favorisée lorsque le microbe trouve dans les organes qu'il envahit un terrain favorable à sa pullulation et à son action nocive. D'où il faut, dans l'étude pathogénique de la pyélonéphrite gravidique, considérer, d'une part, l'état de réceptivité du terrain et d'autre part, l'agent et le mode d'infection.

Or, chez la femme enceinte, il y a de la colibacillémie et un terrain propre à favoriser l'infection : c'est ce qui explique la fréquence de l'affection que nous étudions.

I. — État de réceptivité du terrain

Durant la grossesse, deux ordres de facteurs, biologiques et mécaniques, mettent le système urinaire en état de moindre résistance.

a) Facteurs biologiques. — Ils ont été parfaitement étudiés par Fournier. Du fait de la grossesse, la masse liquide du sang est augmentée et les globules diminués. L'appareil cutané subit de violentes perturbations : nous connaissons bien l'action aggravante de la grossesse sur les dermatoses. Les glandes cutanées sécrètent en moindre abondance. La sueur moins abondante est aussi moins toxique, ainsi que l'a démontré Roche. Il s'ensuit pour le rein un surcroît de travail et cet organe doit dans un temps donné excréter une masse liquide plus considérable et renfermant plus de toxines qu'à l'état normal.

En outre, « pendant la gravidité les phénomènes de nutrition sont ralentis, les oxydations et les combustions incomplètes, d'où la production de toute une série de corps que nous retrouvons dans les urines et qui ont une action irritante sur l'épithelium du rein et de l'uretère » (Fournier).

La femme enceinte est donc particulièrement prédisposée à l'auto-infection, surtout à l'auto-infection intestinale. Chacun sait combien sont fréquents les troubles digestifs chez la plupart des femmes enceintes, troubles qui peuvent avoir un très fâcheux retentissement sur l'état général. Ces troubles sont causés par le surmenage fonctionnel et la constipation. « La femme enceinte travaille et se nourrit pour deux. » Aussi, du fait de ce surmenage, est-elle candidate à l'infection. Roger l'a prouvé par des expériences sur des animaux surmenés. La constipation, lot de toute femme enceinte peut-on dire, jointe à ce surmenage amène une augmentation de la flore microbienne intestinale. De plus, les germes intestinaux, du fait de cet arrêt dans le cours des matières, croissent en virulence comme en quantité. Les microbes qui, normalement, demeuraient à l'orifice des glandes, s'enfoncent, grâce à la constipation, dans les culs-de-sac glandulaires et pénètrent ensuite dans l'épaisseur des tuniques intestinales, d'où ils sont entraînés par le sang dans la circulation générale.

Ainsi l'infection, localisée d'abord au tractus intestinal, s'étendra à tout l'organisme. Ce sont les organes éliminateurs et neutralisateurs, foie et rein, qui, naturellement, vont être le plus cruellement touchés. L'émonctoire rénal ne sera pas atteint tant que la cellule hépatique suffira à sa tâche, mais si, pour une raison ou pour une autre, celle-ci vient à faiblir, les toxines maternelles et fœtales ne seront plus complètement neutralisées par le foie et elles iront alors imprégner l'épithelium du rein et le léser.

b) Facteurs mécaniques. — La congestion rénale est de règle au cours de la grossesse et dès son début. Cela s'explique aisément : dès les premiers mois de la gravidité, l'augmentation du plasme sanguin mentionnée plus haut, amène une distension de toutes les veines périphériques et viscérales. Les veines rénales participent à cette dilatation, il s'ensuit un ralentissement de la circulation et cette stase produit une congestion passive qui est très favorable à l'infection. A la fin de la grossesse, l'aorte et la veine cave sont également comprimées par l'utérus gravide contre le plan osseux, ce qui va encore augmenter la stase sanguine au niveau du rein et gêner la circulation de retour dans les veines rénales. Mais, rien que par la suractivité de la fonction rénale, la congestion du rein est des plus favorisées.

Une cause prédisposante, très importante aussi, de l'infection au cours de la grossesse, est la rétention urineuse. L'excrétion de l'urine est gênée par la compression de l'uretère par l'utérus gravide, dans son trajet pelvien. De la stase urineuse se fait en arrière de la partie comprimée. Il s'ensuit que les parois de l'uretère soumis à un excès de pression se laissent dilater. Des lésions histologiques s'installent alors et il en résulte que le rein est mis en état de moindre résistance.

Des faits cliniques, physiologiques et expérimentaux prouvent qu'il suffit d'un léger obstacle pour s'opposer au libre écoulement de l'urine et déterminer ainsi la stagnation de l'urine. Faits cliniques : existence de cas d'hydronéphroses dus à la compression de l'uretère par une branche anormale de l'artère rénale (LE DENTU, *Traité des Affections chirurgicales des Reins et des Uretères*, 1899). Faits physiologiques : ils montrent que la pression de l'urine dans le bassinet et l'uretère est très basse et ne paraît pas remonter au delà de 10 mm de Hg (expériences de LUDWIG). Faits expérimentaux : Ont été apportés par HALBERSTMA en 1884.

Nombreux sont les auteurs qui ont étudié la dilatation des uretères, au cours de la grossesse, et l'ont trouvée de façon à peu près constante. Sur 15 femmes mortes d'affections diverses durant la grossesse, STADTFELD a trouvé 9 fois de la dilatation des uretères, dilatation toujours plus marquée à droite (sur 12 uretères dilatés, dilatation maxima 2 fois à gauche et 10 fois à droite [OLSHAUSEN]).

Les rapports de l'utérus gravide et des uretères ont été abondamment étudiés. Nous ne reviendrons pas, de façon détaillée, sur cette question.

Il semble, ainsi que l'a établi CATHALA, que l'uretère n'est pas comprimé sur le plan osseux du détroit supérieur, mais qu'il est plutôt étiré, allongé, ce qui détermine un certain degré de parésie des tuniques musculaires, une gêne à l'écoulement de l'urine. La stase urineuse serait ainsi créée.

Pour MARION également, la compression urétérale joue un faible rôle. Il y a en effet rétention dans le bassinet, mais pas dans l'uretère. De plus, la dilatation du bassinet dépasse très rarement 150 cc. Il attribue la stagnation de l'urine dans le bassinet à la paralysie de la couche musculaire plutôt qu'à la compression de l'uretère.

D'ailleurs, la contractilité de l'uretère reparaît après son évacuation, son lavage, ou simplement du fait du maintien de la sonde à demeure pendant 24 ou 48 heures. Les expériences de CHARCOT, GOMBAULT viennent à l'appui de cette opinion. Après ligature de l'uretère chez un animal, la dilatation se fait au-dessus comme audessous du point comprimé. Or, d'après les autopsies qui ont été faites, l'uretère dans sa portion pelvienne est simplement étiré, allongé,. tandis qu'il est flexueux, bosselé dans la portion abdominale.

De nombreuses expériences prouvent l'influence de la rétention urineuse dans l'infection des voies urinaires. Celles de GUYON sont des plus probantes : Il introduit dans la vessie d'un cobaye ou d'un lapin, une culture de microbes pathogènes. Après avoir sacrifié l'animal, il constate que les voies urinaires sont indemnes. Il recommence la même expérience, mais il place une ligature sur la verge de ces animaux et observe alors ceci, après sacrifice de l'animal : si la rétention est temporaire, l'infection ne se fait pas ; si la rétention est prolongée, l'infection se réalise.

Reblaud et Bonneau firent les expériences suivantes : Chez 4 lapins, ils injectèrent dans la veine de l'oreille, quelques heures après avoir lié aseptiquement l'uretère, deux fois une culture de streptocoques, deux fois une culture de colibacilles. Dans tous les cas, les hydronéphroses s'infectèrent et, aux autopsies, les bassinets distendus contenaient de l'urine purulente dans laquelle l'examen bactériologique fit reconnaître la présence de microbes analogues à ceux qui avaient été injectés. Gosset obtint les mêmes résultats.

Il est d'autres causes, des causes obstétricales surtout, qui diminuent la résistance du terrain et favorisent la production de l'infection des voies urinaires chez les femmes enceintes. Ce sont les gros ventres liés à l'hydramnios, à la grossesse gémellaire (Lepage et Legueu), les gros œufs, les grossesses compliquées de tumeurs de l'utérus ou du bassin. De même pour les rétrécissements du bassin. Les propathies rénales antérieures (néphrite, rein mobile, calculs « Les calculs restés latents un certain nombre d'années constituent une provocation à la suppuration [Le Dentu]) ; le surmenage, les excès alcooliques ou vénériens sont à noter également.

A l'origine de l'infection pyélo-rénale, on peut incriminer parfois aussi un refroidissement, une chute. Toutes ces causes que nous venons d'énumérer augmentent la congestion du rein ou bien le traumatisent. La vitalité, déjà amoindrie par la compression de l'uretère, est encore diminuée.

A la lecture de la grande majorité des observations, on est frappé par la localisation presque exclusive de la pyélonéphrite gravidique sur le rein droit. Sur un ensemble de 83 observations, le rein droit était pris 64 fois, le gauche 12 fois, et l'affection était bilatérale dans 7 cas.

Certains auteurs, pour expliquer cette prédisposition du rein droit à l'infection, prétendent qu'elle est due à l'inclinaison habituelle de l'utérus gravide à droite. Explication peu rationnelle puisque l'on n'admet plus que la compression de l'uretère siège au détroit supérieur. D'autres auteurs attribuent cette localisation à la mobilité du rein droit. Mieux vaut invoquer, comme l'a fait Couvelaire en 1911, « la dextrotorsion habituelle de l'utérus qui tend à entraîner en arrière le bord droit de la matrice. Du fait de ce déplacement, le pédicule des vaisseaux utérins droits se trouve reporté en arrière et refoule derrière lui l'uretère, qui se trouve plus ou moins dévié et gêné dans son fonctionnement ».

II. — Agents d'infection

L'agent infectieux sinon exclusif, du moins le plus fréquent, qui détermine la pyélonéphrite gravidique est le colibacille.

Le colibacille ne représente d'ailleurs pas une espèce unique, mais un groupe microbien comprenant une assez grande variété de types, doués d'un pouvoir pathogène.

Les autres agents infectieux capables de déterminer également l'affection envisagée sont :

Le streptocoque (Opitz-Albeck) (10 fois le colibacille et 4 fois le streptocoque dans 14 cas étudiés).

Le staphylocoque (Albeck) (43 fois du colibacille, 9 fois le strepto, 3 fois le staphylo, dans 55 cas).

Les paras (Achard), 0,78 % des cas d'après Hobécourt et Peyre.

Le gonocoque.

Le colibacille est donc l'agent causal dans les 4/5 des cas.

III. — Mécanisme de l'infection

D'où vient le colibacille ? Comment arrive-t-il au rein ? Il vient de la vessie et remonte par l'uretère, ou bien il vient de l'intestin et arrive au rein par la voie circulatoire. Dans le premier cas, la pyélonéphrite est dite ascendante ; dans le deuxième, descendante. Dans l'hypothèse de la voie ascendante, la vessie est infectée primitivement. Dans l'hypothèse de la voie descendante, l'infection du rein est secondaire à l'infection du sang, elle est alors la localisation rénale d'une septicémie plus ou moins atténuée.

La voie lymphatique a rallié également les suffrages de quelques auteurs, Albarran ayant démontré que des microorganismes injectés dans l'atmosphère périrénale peuvent pénétrer dans le rein à travers sa capsule propre. La pénétration se fait dans ce cas par l'intermédiaire des vaisseaux lymphatiques. Les connexions lymphatiques sont particulièrement abondantes entre le colon et le bassinet droit, ce qui pourrait expliquer, d'après Mayer, l'invasion bactérienne lymphatique et la grande fréquence de la pyélite à droite : ce mode d'infection semble tout à fait exceptionnel.

La plupart des Allemands (Stoeckel, Opitz, Doderlein, Weindler), Paolo Gaifami en Italie optent pour la voie ascendante dans la majorité des cas.

En France, Lapauze écrivait encore récemment (1918) dans la *Gazette des Sciences Médicales de Bordeaux* : « La pyélonéphrite est souvent, le plus souvent peut-être, de cause ascendante ; vaginite gonococcique, métrite, uréthrite, cystite, urétérite, pyélonéphrite : telle est la genèse fréquente de l'affection. »

Les auteurs français sont pour ainsi dire tous partisans de la voie descendante ou hématogène. « Au début des recherches expérimentales sur les infections urinaires, écrit Achard, on croyait volontiers que c'était le plus souvent par voie ascendante que se produisait l'infection du bassinet et du rein. Puis le rôle de la voie sanguine est apparu prédominant. »

La réalité de l'infection sanguine a été prouvée par Achard et Renault : A l'autopsie d'une femme morte de pyélonéphrite, et sur des pièces recueillies 6 heures après la mort, Achard a noté la présence de colibacilles dans les vaisseaux au milieu de thromboses vasculaires de la substance corticale et dans les capillaires des glomérules, ce qui démontrait l'existence d'une infection sanguine.

Widal et Bénard, en 1912, ont fourni la preuve bactériologique de l'infection sanguine (preuve que Bar n'avait pu fournir) en faisant des analyses de sang chez une malade atteinte de pyélonéphrite gravidique. Ils firent trois examens successifs à une quinzaine de jours d'intervalle. Le premier et le troisième furent positifs et « fournirent une culture pure d'un bacille allongé, à extrémités arrondies, mobile, ne prenant pas le Gram, faisant fermenter la lactose, virer le rouge neutre et la gélose lactosée tournesolée ».

Il s'agissait donc d'un colibacille légitime.

Dans les urines, à l'examen microscopique, on voyait fourmiller un bacille ayant les mêmes caractères.

Un ensemencement donna une culture pure d'un bacille identique à celui qu'on avait isolé du sang.

La preuve en fut donnée par la recherche du pouvoir agglutinant. Le sérum de la malade agglutinait en effet, le lendemain de l'entrée, le bacille retiré du sang à 1 pour 30.000 ; deux semaines après, le taux de l'agglutination était descendu à 1 pour 10.000 ; huit jours après, il ne dépassait pas 1 pour 6.000. Lors de cette dernière prise, le sérum agglutinait le bacille de l'urine de la malade à 1 pour 5.000.

A) Mode de l'infection vésicale dans la pyélonéphrite ascendante

La vessie est souvent infectée au cours de la grossesse. En 1908, Engelgorn, examinant 35 femmes enceintes paraissant normales, rencontra 21 fois des microbes dans la vessie. La cystite peut débuter au cours de la gestation à la faveur de la rétention vésicale, observée parfois ; mais elle reconnaît, avant tout, comme cause un cathétérisme peu soigneusement pratiqué, ce qui est facilement explicable, le colibacille étant un hôte normal de la vulve et de l'orifice externe de l'urèthre. Mais, souvent, il n'y a pas eu de sondage antérieur ! Que faut-il admettre dans ces cas ? Si l'on rencontre fréquemment le colibacille dans la vessie des femmes enceintes, nous croyons que c'est parce que ces femmes sont des bactériuriques, en état plus ou moins accentué de colibacillémie.

Lorsque l'agent d'infection est le streptocoque, la porte d'entrée se fait généralement au niveau d'une plaie des voies génitales. Il s'agit alors, la plupart du temps, d'une pyélonéphrite puerpérale consécutive à des déchirures du périnée. L'infection se fait alors par voie ascendante.

B) Mode de l'infection sanguine dans la pyélonéphrite descendante

A l'heure actuelle, la colibacillose gravidique de Bar, la « colibacillémie », est bien démontrée.

Couvelaire, dans sa leçon inaugurale en 1920, nous a indiqué le cycle de l'infection : le colibacille passe dans le sang, y déterminant une septicémie, il traverse le rein et s'élimine par les urines (bactériurie), déterminant des lésions plus ou moins accentuées de l'appareil urinaire : pyélite ou pyélonéphrite.

Comment le colibacille passe-t-il dans le sang ? Chez presque toute femme enceinte il y a de la constipation, de la stase intestinale, facilement explicable par la compression intestinale. Cette stase entraîne une irritation de la muqueuse intestinale qui, dès lors, n'est plus une barrière infranchissable pour le colibacille, et une exaltation de la virulence et du nombre des agents microbiens formant la flore microbienne intestinale. Les colibacilles peuvent aussi pénétrer dans les capillaires intestinaux et passer dans le sang : la septicémie est constituée. Les expériences de Posner, Lewin et Kleecki viennent à l'appui de cette hypothèse. Après avoir placé une ligature sur l'intestin d'un animal, ces auteurs trouvèrent au bout d'un certain laps de temps du colibacille dans le sang et dans tous les organes. Poursuivant leurs recherches, ils laissèrent leur ligature intestinale plus longtemps qu'au cours de l'expérience précédente et ils virent alors le colibacille s'éliminer par les urines.

Bar et Cathala firent des expériences dans le même ordre d'idées : ils réalisèrent d'abord chez un lapin une hydronéphrose en liant l'uretère. Dix jours plus tard, ils lièrent l'anus pour provoquer le passage du colibacille dans la circulation sanguine. Quatre jours après, l'animal fut sacrifié et, à l'autopsie, ils trouvèrent une pyonéphrose du rein gauche. Le liquide ensemencé donne des cultures de colibacilles. Un lapin témoin auquel l'uretère avait été lié en même temps, mais dont l'intestin continua à fonctionner, ne présenta qu'une hydronéphrose aseptique.

Donc, on a d'abord à faire à une infection générale à point de départ intestinal qui peut donner lieu à des manifestations variables : ou c'est un simple accès fébrile qui, souvent, disparaîtra par de l'antisepsie intestinale, ou alors l'infection est grave ; on aura des frissons, de la fièvre intense, un pouls rapide, de la céphalée et de la courbature. Cette phase septicémique rappelle la fièvre typhoïde, maladie produite par un bacille proche parent du coli, qui dans une partie de son cycle est une septicémie capable de déterminer de la bacillurie et des complications pyélonéphrétiques. Cette infection peut rester sanguine et guérir. Or, l'on sait que dans toute septicémie, le rein tend à éliminer une partie des agents pathogènes. Aussi avons-nous une phase « présuppurative » sur laquelle Bar a vivement insisté, pendant laquelle on n'observe guère que de la bactériurie, avec parfois un certain degré d'albumine, indice d'une légère néphrite.

Cette bactériurie n'amène souvent que des lésions rénales très légères passant même inaperçues au point de vue clinique. Dans d'autres cas le coli, charrié par le sang, rencontre un organe en état de réceptivité. Il s'y localise alors, y colonise, et alors s'installe soit de l'appendicite, soit de la cholécystite, soit de la pyélonéphrite... qui, chez la femme enceinte, d'après Bar et Cathala, sont toutes des manifestations de la colibacillose gravidique. Le rein est l'organe le plus souvent touché. Il subit alors, concurremment avec le bassinet, une réaction inflammatoire qui entraîne de la pyurie (phase suppurative) et sera marquée cliniquement, comme nous le verrons plus loin, par de la douleur lombaire.

Il est évident qu'il existe tous les intermédiaires entre la bactériurie qui ne touche pour ainsi dire pas le rein, et la pyélonéphrite qui l'altère sérieusement.

La colibacillémie et le passage du bacille à travers le rein étant admis, comment agit la grossesse pour provoquer la pyélonéphrite ? Nous pouvons ranger les femmes gravides en deux catégories. Dans la première, nous ferons rentrer les femmes primitivement saines avant la gestation, celles qui n'ont aucun antécédent urinaire ou rénal. Dans la deuxième catégorie, nous comprendrons les femmes à appareil urinaire infecté antérieurement à la grossesse, ou organiquement altéré (sténoses, calculs, tuberculose).

A ces deux catégories répondent deux sortes d'infections pyélorénales. Chez les secondes, la grossesse ne fait que compliquer, aggraver une altération organique ou une infection antérieurement préexistante. Les premières seules nous intéressent, dans ce travail, car l'on reconnaît aujourd'hui que la grossesse est capable à elle seule de déterminer de la pyélonéphrite.

Les théories explicatives qui ont été données ne manquent pas : théorie de la compression (soutenue principalement par les Allemands) ; théorie de l'allongement du conduit (HALBERSTMA-CATHALA) ; théorie d'ordre congestif (DELBET-PASTEAU) ; théorie mixte.

Prises individuellement, ces théories sont insuffisantes.

Il faut d'abord noter que, dans la grossesse, il y a une certaine fragilité rénale dont témoigne la fréquence de l'albuminurie. « Le rein des femmes enceintes est dans de mauvaises conditions pour supporter l'assaut des décharges microbiennes. »

Evidemment, la grossesse est une cause prédisposante à l'infection pyélorénale. Les facteurs mécaniques que nous avons envisagés plus haut amoindrissent la résistance du rein et jouent un rôle important dans la production de certaines pyélonéphrites ; mais pour les pyélonéphrites qui apparaissent au début de la grossesse, qui sont généralement légères, frappant des femmes sans antécédents urinaires marqués, il est bien difficile de faire entrer ces facteurs mécaniques en ligne de compte ! Avec ACHARD, LE FUR, DELBET, nous pensons que la grossesse seule doit être incriminée ; qu'elle agit à elle seule en tant que cause déterminante de l'affection et qu'elle est susceptible d'amener des lésions infectieuses localisées à l'arbre urinaire : il existe des cas où la rétention, même légère du bassinet, ne peut entrer en ligne de compte, et où la suractivité fonctionnelle considérable du rein gravidique, entraînant une congestion intense de l'organe, congestion très marqués dès le troisième mois, peut, concurremment à l'élimination microbienne très accusée, suffire à déterminer de la pyélonéphrite.

La rétention jointe à l'infection semble jouer un rôle plus probant dans la pathogénie des formes sérieuses de pyélonéphrites gravidiques.

CHAPITRE IV

Symptomatologie et formes cliniques de la pyélonéphrite gravidique

L'étude pathogénique de la pyélonéphrite gravidique nous a montré que cette affection s'établissait en deux temps :

1) Tout d'abord, elle est une infection générale, une septicémie occasionnée par le passage du colibacille dans la circulation sanguine, la virulence de ce microbe étant exaltée par les troubles digestifs si fréquents au cours de la gravidité.

2) Dans un deuxième temps, l'infection se localise au rein et au bassinet qui s'infectent et restent infectés malgré la terminaison de l'infection sanguine. Cliniquement, les deux temps répondent aux deux périodes (Bar) de l'évolution de l'affection.

La première période, présuppurative, est marquée par des symptômes généraux, de la bactériurie, qui sont la résultante de l'infection sanguine et de l'élimination microbienne par le rein.

La deuxième période, suppurative, est caractérisée au contraire par des symptômes urinaires avant tout, et par une sédation des symptômes généraux, l'infection générale sanguine s'étant localisée au rein.

Toutefois, la pyélonéphrite peut exister, même à un degré avancé, avec absence complète de tout symptôme physique ou rationnel. Dans le chapitre suivant, nous verrons que c'est surtout l'examen des urines qui conduit au diagnostic.

Première période. — La pyélonéphrite gravidique survient en général vers le 6e mois (Obs. IV), du moins dans la deuxième partie de la grossesse. Elle s'annonce ordinairement par des phénomènes généraux ; ou bien le début est brusque (Obs. II et IV) (12 fois sur 70 cas d'après Legueu), ayant les allures d'une infection générale (frissons, fièvre élevée, vomissements ou simple état nauséeux), ou bien le début est insidieux (Obs. I et V). Dans ce dernier cas, on note peu de symptômes : il y a simplement de l'abattement, de l'amaigrissement, de l'anorexie, la langue est sale et la malade se plaint de vagues douleurs lombaires ; aussi le diagnostic se fait-il par l'examen systématique des urines qui révèle une albuminurie symptomatique de pyurie.

Lorsque le début est brusque, l'on a les allures d'une infection générale (Obs. IV). On constate que depuis quelque temps déjà la malade souffrait de troubles digestifs (ou constipation, ou diarrhée). Seuls, à vrai dire, les symptômes généraux attirent l'attention dans ce cas. D'emblée, la température est très élevée (39 à 40°) et persiste quelques jours, caractérisée par de grandes oscillations, une rémission matinale. Il y a parfois une différence de 4 à 5° entre la température du matin et celle du soir (Obs. IV). D'ailleurs, la fièvre est très variable, ou elle est très intense (Obs. IV), ou elle est très légère

(Obs. VII), suivant, semble-t-il, la virulence microbienne. Le pouls monte à 110 et plus parfois.

Les symptômes généraux sont très marqués. En effet, l'état général semble gravement atteint. La prostration rappelle la typhoïde. Les voies digestives sont en mauvais état. Assez souvent la malade a une petite toux sèche, sans aucune lésion constatable à l'auscultation toutefois.

De plus, elle ressent une douleur vive dans la région lombaire et dans l'hypochondre.

Les urines, au cours de la première période, sont généralement peu abondantes, moirées, colorées, parfois sanguinolentes (Obs. V), troubles à l'émission, trouble qui persiste après filtration (Obs. I), contiennent de l'albumine.

Les mictions sont quelque peu cuisantes, la plupart du temps.

A l'examen microscopique de ces urines, on trouve des bactéries, quelques cellules épithéliales, quelques rares pyocytes ou pas, simplement parfois des leucocytes en nombre supérieur à la normale. La pyurie apparaît seulement de trois jours à un mois après les accidents initiaux, d'après Bar. L'ensemencement de ces urines donne du colibacille pur.

Cette première période dure un temps variable, puis les troubles digestifs s'amendent, tandis que l'état général s'améliore et que la fièvre décroît. La période d'infection sanguine est terminée. Ceci pour le cas type habituel.

La maladie peut s'arrêter là et le rein ne pas être lésé. S'il y a eu une légère pyurie, elle peut disparaître rapidement, surtout lorsqu'on est éloigné du terme, mais si le rein est très congestionné, suractivé fonctionnellement, l'infection peut se localiser à cet organe. La suppuration s'établit alors et durera tant qu'il y aura gêne à l'excrétion de l'urine. Nous entrons alors dans la deuxième période, dite suppurative.

Si l'agent de la pyélonéphrite est le gonocoque, les phénomènes du début pourront être marqués par de la cystite, mais souvent cet agent microbien donne lieu à une infection rénale rapide et grave, voire même à une septicémie mortelle.

Deuxième période. — Elle succède insensiblement à la première période. Si le début a été brusque avec symptômes généraux intenses, la pyurie s'établit le plus souvent avant la terminaison des symptômes généraux. Nous voyons ordinairement les urines devenir purulentes tandis que les phénomènes généraux s'atténuent, ou même disparaissent complètement. C'est tout à fait par hasard, par exemple lorsqu'une malade vient consulter pour des douleurs lombaires, ou des troubles digestifs, ou une grande fatigue que l'on décèle la purulence des urines (Obs. V). Les symptômes d'une pyélonéphrite suppurée sont avant tout des symptômes urinaires.

1° *Mictions et urines.*

Les mictions sont fréquentes mais rarement douloureuses ; il y a quelquefois une simple émission, soit initiale, soit terminale. La douleur, surtout provoquée par l'acidité de l'urine, n'atteint jamais l'intensité de celle de la cystite. L'on note assez fréquemment des douleurs vésicales, voire même de la rétention, mais la vessie est saine à la cystoscopie (Obs. II).

Il y a de la pollakyurie diurne et nocturne. Cette fréquence des mictions est en grande partie sous l'influence de la polyurie. Bazy attribue une grande valeur diagnostique à la pollakyurie nocturne. La polyurie apparaît après la cessation de la fièvre et des symptômes généraux et marque le début chronique de l'affection. La quantité d'urine augmente progressivement à partir du jour où la température est revenue à la normale. Les urines sont louches ou franchement purulentes pendant la durée totale de la miction (épreuve des trois verres) et contiennent o gr. 5o ou plus d'albumine par litre. Il y a, pour employer le terme de GUYON, de la « polyurie trouble » (2 à 3 litres, mais ce volume peut subir d'assez fortes variations d'un jour à l'autre). Souvent, la diminution de la quantité des urines, jointe à une réapparition des symptômes généraux, est l'indice de la propagation de l'infection au rein opposé.

Au repos, l'urine prend vite une odeur ammoniacale, repoussante, et se sépare en deux couches. La couche inférieure est jaune-verdâtre, formée d'un dépôt purulent et de débris épithéliaux. Ce dépôt offre d'assez grandes variations d'un jour à l'autre, suivant qu'un petit bouchon de pus obstrue l'orifice de l'uretère, s'y maintienne ou soit éliminé ; mais la pyurie ne disparaît jamais complètement. La couche supérieure est louche, opalescente, et doit cet aspect aux globules de pus et microbes qu'elle tient en suspension.

L'analyse des urines donne des renseignements importants sur la valeur de la fonction rénale. Les urines ont une réaction acide, sauf lorsqu'il y a eu de la cystite, mais elles subissent rapidement des fermentations ammoniacales et deviennent alors alcalines.

L'albuminurie persiste, mais en quantité moindre pendant la période de suppuration.

On doit rechercher le pus par la réaction à l'ammoniaque ou par le procédé de Müller, mais avant tout par l'examen microscopique. Celui-ci, après centrifugation de l'urine fraîche, montre que le dépôt contient des pyocytes, des cellules épithéliales de formes variées, quelques sédiments et cylindres urinaires. L'examen de l'urine recueillie aseptiquement à la sonde, et centrifugée, permet de reconnaître l'agent de la suppuration. C'est presque toujours le colibacille. On le trouve, en abondance, sous l'aspect de bactéries mobiles ; après dessiccation et coloration au violet de gentiane, il donne parmi les globules de pus un semis de bâtonnets courts et épais se décolorant par le Gram. Les cultures sur bouillon et gélose sucrée montrent qu'il s'agit de colibacille.

2° *Symptômes généraux.*

Ils sont presque nuls pendant la période chronique suppurative. Souvent, la fièvre a disparu. S'il y a récidive de l'infection sanguine, par suite du retour des troubles digestifs, la température remonte.

Très fréquemment (Obs. VII) il y a des crises de rétention passagère, marquées par de la douleur, une élévation de température, et dues à l'obstruction de l'uretère par un bouchon purulent. La température indique le degré et la durée de la rétention. A part les périodes aiguës d'infection et de rétention, la deuxième période évolue sans symptômes généraux marqués.

Les troubles digestifs sont légers, l'appétit est diminué. Il y a de la « subconstipation ». La malade est fatiguée, amaigrie, anémiée (il y a diminution de l'hémoglobine et des globules rouges), a le teint pâle et terreux.

L'amaigrissement, très prononcé quelquefois, est un bon indice de bilatéralité de la lésion.

3° *Douleur.*

La douleur est spontanée, diffuse dans la région lombaire, sans localisation précise ; va du léger endolorissement à la douleur acerbe. Elle s'irradie vers le pli de l'aine et la jambe, peut être exagérée par les vomissements qui peuvent même devenir incoercibles et résultent d'une irritation du plexus solaire. Cette douleur est facilement réveillée par la palpation. La recherche de la douleur provoquée est importante au point de vue diagnostic (Obs. III). En arrière, dans l'angle costo-vertébral, on réveille une douleur assez constante, de même en avant dans la région sous-costale, mais en avant cette douleur est difficile à provoquer chez la femme enceinte, la main ayant des difficultés à s'insinuer sous le rebord costal. La position inclinée, en decubitus latéral, d'Israël, peut rendre des services dans cette recherche. Le palper bimanuel ne donne guère plus de renseignements que la simple pression au niveau de la région lombaire. La pression au niveau du point urétéral supérieur ou paraombilical est égalemeut sensible. Pour atteindre ce point, il faut, en quelque sorte, insinuer les doigts derrière la paroi utérine. Si la recherche de l'uretère est difficile dans la portion abdominale, elle est par contre facile dans la portion pelvienne grâce au toucher ; ou, du côté malade, il y a un cordon urétéral perceptible, ou il y a seulement de la douleur dans le cul-de-sac latéral du côté malade, très loin en dehors, et un peu en avant parallèlement à l'éminence ilio-pectinée (Obs. VI). Cette douleur peut éveiller le besoin d'uriner (réflexe urétéro-rénal de Bazy). Le volume du rein est difficile à préciser du fait du développement de l'utérus. Parfois, il y a une légère voussure lombaire. En général, le rein est rarement augmenté de volume.

Il faut en outre pratiquer l'examen de la vessie pour s'assurer qu'il n'y a pas de cystite concomittante. Dans ce cas, la pression hypogastrique, le cathétérisme ne sont pas douloureux et la vessie a une capacité normale.

Examen instrumental. — Il joue un grand rôle aujourd'hui que la question est bien au point.

Le cathétérisme de la vessie montre qu'il n'y a pas de résidu, que celle-ci n'est pas douloureuse et a conservé sa capacité normale, voire une capacité exagérée, lot habituel de la vessie de la femme enceinte. La cystoscopie assez difficile est pourtant presque toujours praticable. Pour faciliter la pénétration du cystoscope dans la vessie, il est bon de se guider sur un doigt vaginal, et, lorsque l'instrument est dans la vessie, il faut le manier avec douceur car la muqueuse vésicale de la femme enceinte saigne très facilement. Si nous avons à examiner une malade atteinte de pyélonéphrite unilatérale, nous constatons que l'orifice urétéral du côté malade est œdématié, congestionné, assez souvent entr'ouvert, ou bien il est obstrué par un flocon de pus assez difficile à détacher. Les éjaculations urétérales se font en bavant. Le cathétérisme urétéral est rarement impossible. A la clinique de M. André, il n'a été impossible à réaliser que dans un cas : il s'agissait d'une pyélonéphrite au 9e mois. La découverte du méat urétéral fut impossible du fait de la saillie extrême de l'utérus qui rendait le méat inaccessible. Mais c'est l'exception. Les observations V et VI prouvent que le cathétérisme urétéral a pu être pratiqué facilement, même au voisinage du terme. Quelquefois, il est un peu difficile, et pour passer on est souvent obligé de prendre une sonde de petit calibre, n° 10 ou 12. Cette sonde peut buter à plusieurs reprises au cours du cathétérisme, principalement vers le détroit supérieur. Une fois que la sonde est arrivée dans le bassinet, il se produit généralement un jet de liquide trouble. La rétention peut se vider d'un coup et varie de 20 gr. à 120 gr. et davantage, mais son évacuation est souvent arrêtée par un petit flocon de pus qui s'est arrêté dans la sonde et qu'il faut alors chasser par l'injection de quelques gouttes de liquide. « La recherche de la capacité du bassinet causera quelquefois des surprises, la douleur et la distension pouvant se produire suivant les cas avec l'injection d'un volume de liquide inférieur, égal ou supérieur au volume de la rétention. »

L'exploration fonctionnelle comparée des deux reins montre que le rein malade sécrète une quantité plus faible d'urée, sous une concentration également plus faible. Il en est de même pour les chlorures et le sucre.

Par contre, le rein malade est polyurique et sécrète plus d'eau que le rein sain.

Si l'on recherche le taux de la constante, on constate qu'il ne varie pour ainsi dire pas.

De l'étude de tous les cas cliniques, on peut dissocier, ainsi que l'a établi Couvelaire, les diverses formes suivantes :

1) *Forme atténuée.* — Est très fréquente, mais souvent méconnue, dépistée habituellement par l'examen systématique des urines ; forme à début insidieux (Obs. V), sans fièvre, dans laquelle les urines sont légèrement purulentes, s'écoulent régulièrement, et dans laquelle il n'y a pas de rétention.

2) *Forme fébrile.* — C'est la forme habituelle (Obs. IV), aux symptômes classiques : fièvre, douleur dans la région des reins et des uretères, urines purulentes précédées d'un état septicémique.

3) *Forme fébrile prolongée.* — Caractérisée (Obs. II. par des crises de rétention, une fièvre intermittente à grandes oscillations et une aggravation de l'état général.

4) *Forme persistant après l'accouchement* (Obs. III). — Elle demande une surveillance longue, rigoureuse des malades, et l'établissement d'une hygiène spéciale.

CHAPITRE V

Évolution et pronostic

A considérer l'évolution clinique ; une fois qu'elle a débuté, la pyélonéphrite gravidique persiste sans grande complication jusqu'à l'accouchement et s'amende ou disparaît en règle générale après celui-ci. La phase aiguë dure généralement de 10 à 15 jours. Si les accidents persistent durant la grossesse, ils diminuent d'intensité. Seule la pyurie est le symptôme qui subsiste de façon à peu près continue. Elle disparaît bien de temps à autre, un jour ou deux, du fait de l'obstruction de l'uretère par un bouchon purulent, mais il est exceptionnel de la voir disparaître complètement. La fièvre, les douleurs obéissent aux mêmes règles et sont fonctions d'obstacles à l'excrétion du pus par l'uretère. La fièvre peut disparaître complètement, mais en général elle persiste à l'état d'ébauche le soir (37°6 à 37°8). Bref, les accidents bruyants, en règle générale, s'apaisent.

Pourtant, certaines pyélonéphrites n'évoluent pas de cette manière, conservent leur caractère aigu et, de ce fait, deviennent alarmantes. Différentes éventualités sont à envisager :

a) Ou la fièvre à grandes oscillations se maintient un

mois et plus, l'état général faiblit, et la situation devient rapidement critique ;

b) Ou les douleurs s'exacerbent, simulent de véritables crises de coliques néphrétiques. La pyurie reste en rapport intime avec les accidents douloureux et fébriles ;

c) Ou une cystite se greffe sur l'infection isolée du bassinet ;

d) Ou la pyélonéphrite, incapable de se drainer, se transforme en pyonéphrose. Dans ce cas, en général, la fièvre persiste et on peut trouver de l'empâtement lombaire ;

e) Ou la suppuration rénale dépasse la sphère du bassinet : il peut se produire alors des abcès miliaires de la substance corticale (Fritsch-Tuffier), voire même un phlegmon périnéphrétique (Legueu, Couvelaire). Les accidents de néphrite sont ordinairement légers et se traduisent par des maux de tête persistants, des épistaxis, de l'hypertension artérielle.

Parfois on a vu de l'hypothermie avec un pouls petit et rapide, un facies fatigué, des urines rares très purulentes (Bonnaire), voire de l'anurie (Périneau) ;

f) Ou il peut se former, au cours de l'évolution de l'affection, des calculs phosphatiques secondaires dans les calices et le bassinet.

La pyélonéphrite gravidique se termine en règle générale avec l'accouchement. La fièvre et la douleur s'amendent rapidement, et la pyurie diminue petit à petit et disparaît en général 5 ou 6 semaines après l'accouchement. Mais il y a de nombreuses exceptions.

La pyélonéphrite gravidique, relativement bénigne pour la mère, ne l'est pas au même degré pour l'enfant.

Elle fait courir à ce dernier un réel danger, soit en amenant par elle-même la mort *in utero*, soit en provoquant son expulsion prématurée dans des conditions de viabilité douteuse, a dit LEGUEU au Congrès de Rouen. En effet, dans un tiers des cas il y a interruption de la grossesse, un tiers des enfants ainsi nés prématurément, et qui sont des « toxémiés-nés » (CATHELIN), succombent ; le pronostic étant vis-à-vis d'eux d'autant plus favorable que la pyélonéphrite a commencé plus tard. Dans 12 de nos observations, l'accouchement à terme s'est produit 9 fois. Le poids des enfants nés à terme oscille entre 3.100 et 3.700. Ces enfants semblent ne pas avoir pâti de la pyélite maternelle, car ils sont restés en bonne santé tant que les mères ont été suivies dans les services hospitaliers. L'accouchement prématuré s'est produit 3 fois. Quand la grossesse atteint le terme, l'enfant naît bien portant en général. Dans 39 accouchements normaux, la mort de l'enfant n'a été vue qu'une fois (LE FUR). WEILL rapporte pourtant l'observation d'un enfant qui, quoique né apparemment à terme, ne pesait que 1.200 gr. et présentait une maigreur extrême.

« Lorsque l'affection est bilatérale, le pronostic s'assombrit davantage pour l'enfant, car la grossesse ne parvient pas à terme, et elle n'a jamais dépassé dans ce cas le 8e mois », écrit CATHALA.

Y a-t-il guérison réelle de la pyélonéphrite après l'accouchement ? Non. — Après l'accouchement, la maladie ne s'éteint pas complètement, les urines restent encore troubles ou un peu louches et la maladie peut se réveiller sous l'influence d'une infection intercurrente (grippe, pneumonie) ou d'une grossesse ultérieure.

On peut voir également le processus rénal, malgré

l'atténuation des symptômes, se poursuivre insidieusement et les accidents se réveiller après un silence trompeur.

Achard a rapporté tout récemment l'observation d'une pyélonéphrite ayant entraîné la mort par urémie, bien que suivie d'accouchement normal, un an après cet accouchement. Il y a donc grand intérêt à suivre les malades après leur accouchement et à les traiter, s'il est nécessaire.

Post-partum, la pyélonéphrite peut éclater. Elle débute de 36 heures à 3 ou 4 jours après l'accouchement (Pinard) ; son évolution est semblable à la précédente. La cystoscopie révèle un orifice urétéral presque toujours enflammé et une vessie tantôt saine, tantôt atteinte suivant que l'infection s'est faite par voie descendante ou par voie ascendante. Putnam-Tanco, de Bordeaux, a étudié récemment, en 1918, les pyélonéphrites ascendantes consécutives aux déchirures du périnée qui semblent les plus fréquentes, au point de vue pathogénique, après l'accouchement.

Le pronostic de la pyélonéphrite ascendante apparaissant dans les suites de couches, et due à une plaie périnéale, est bénin *quoad vitam* ; il doit être réservé quant à une récidive possible. Son influence sur l'involution utérine et sur l'allaitement paraît nulle.

CHAPITRE VI

Diagnostic

Pour faire le diagnostic, il faut penser à la possibilité de la pyélonéphrite, ne pas se borner à la recherche de l'albumine, ne pas regarder simplement par transparence dans un verre si les urines sont claires ou troubles, mais rechercher convenablement cette affection. Nombreux sont les moyens dont nous disposons aujourd'hui pour arriver au but. Il faut d'abord faire l'examen des urines immédiatement après l'émission et après avoir soigneusement nettoyé la vulve afin d'éviter que les sécrétions vulvo-vaginales ne viennent troubler l'urine. Si celle-ci est claire, il ne faut pas éliminer d'emblée la pyélonéphrite, car nous avons vu au cours du chapitre précédent que la pyurie pouvait bien être intermittente. Il faudra donc répéter notre examen plusieurs jours de suite lorsque nous soupçonnerons l'existence de cette affection. Des urines troubles ont, par contre, de fortes chances d'être pyuriques. L'examen microscopique tranchera la question ; ou bien on aura recours à l'examen chimique après avoir soigneusement filtré les urines. Le pus sera recherché par l'ammoniaque (si l'urine est purulente, le mélange urine-ammoniaque devient visqueux), ou par le procédé de Müller. Ce dernier est très simple : on additionne 5 cc. d'urine placés dans un tube à essai, de quelques gouttes d'une solution de potasse ou de soude. On agite après l'introduction de chaque goutte et on laisse le tube droit et immobile. On remarque alors, s'il y a du pus, que les bulles d'air restent emprisonnées dans la colonne liquide rendue visqueuse par la dissolution des leucocytes.

La pyurie étant reconnue, il importe tout d'abord de savoir si cette suppuration est rénale ou vésicale. Les urines purulentes provenant de lésions vésicales laissent un dépôt purulent et le reste de l'urine est généralement clair, tandis qu'au cas de lésions rénales l'urine est laiteuse et reste telle. De plus, dans la pyélonéphrite, la pyurie est continue, persistante pendant toute la durée de la miction, tandis que dans la cystite elle ne se trouble qu'au commencement et à la fin de la miction (épreuve des 3 verres).

La suppuration rénale est-elle bien le résultat d'une pyélonéphrite ? N'est-ce pas une suppuration antérieure due à un rein tuberculeux ou à une lithiase suppurée ? Les antécédents urinaires de la malade avant la grossesse, l'examen clinique sur lequel nous aurons à revenir lèvent tous les doutes. D'une façon générale, jusqu'à preuve du contraire, lorsqu'au cours de la deuxième partie de la grossesse on constate une suppuration rénale qui, jusqu'alors, ne s'était traduite par aucun symptôme, l'on aura le droit de prononcer le nom de pyélonéphrite gravidique.

Il importe donc, la pyélite étant une grande simulatrice, d'étudier soigneusement le diagnostic différentiel de cette maladie d'avec les affections prêtant à une confusion possible.

Le tableau clinique de la pyélonéphrite gravidique, lorsqu'elle débute brusquement, ressemble tout à fait à celui de toutes les maladies infectieuses. Dans ce cas, l'on omet parfois de rechercher la pyurie, l'attention étant attirée du côté des seuls symptômes bruyants capables alors de faire errer le diagnostic. Ces symptômes trompeurs sont, d'une part l'apparition d'une fièvre intense, ou bien l'existence de douleurs abdominales très vives, sans localisation précise ; d'autre part, une fièvre élevée éveille rapidement l'idée de la possibilité d'une grippe, d'un embarras gastrique fébrile, ou d'une typhoïde. Les deux premières infections sont des infections saisonnières en général assez mal caractérisées, mais qui sont fugaces et cessent en général assez vite sans trouble des urines. De plus, dans la grippe, la courbature est généralisée et l'abattement beaucoup plus considérable que dans la pyélonéphrite gravidique. A lui seul, il est vrai, l'examen des urines dans ce cas mettra sur la voie du diagnostic. Quant à la fièvre typhoïde, elle offre dans son début principalement certains signes communs avec la pyélonéphrite : abattement général, fièvre, symptômes gastro-intestinaux, mais on pourra l'éliminer rapidement par le séro-diagnostic de Widal, avant l'apparition des taches rosées. Là encore, l'examen des reins tranchera la question.

De violentes crises douloureuses, localisées à la partie droite de l'abdomen, peuvent faire croire à de l'appendicite, à de la cholécystite ou à un début d'avortement : la constatation de la pyurie, la recherche du point de

Mac-Burney permettra d'éviter l'erreur pour l'appendicite. S'il s'agit de cholécystite, la douleur sous-chondro-costale antérieure (avec irradiations vers l'épaule et le bras droit), les antécédents devront orienter les recherches. Un début d'avortement sera vite écarté si les antécédents recueillis sont négatifs. Il est un symptôme propre à la pyélite gravidique et qu'il faut toujours avoir soin de rechercher : nous voulons parler de la constatation par le toucher vaginal d'une douleur localisée à l'embouchure vésicale de l'uretère.

Les états inflammatoires locaux avec lesquels on pourra également confondre l'affection que nous étudions sont : les coliques hépatiques et néphrétiques, où la coloration des selles et le foncé des urines empêchent les erreurs ; la salpingo-ovarite, à douleur manifestement plus basse et à renseignements spéciaux fournis par le toucher.

Il faudra faire aussi le diagnostic différentiel avec les grandes pyrexies des intoxications : tuberculose, éclampsie, empoisonnement, infection puerpérale. En effet, chez certaines femmes, atteintes de pyélonéphrite gravidique, l'amaigrissement résultant des accidents fébriles peut faire craindre une bacillose en voie d'évolution, mais l'absence de signes pulmonaires ou de toute autre localisation permettra d'éviter l'erreur. Pour différencier la pyélonéphrite de l'éclampsie, l'on se rappellera que dans cette dernière il y a une proportion plus grande de l'albumine d'origine rénale vraie et essentielle, non purement pyoïde. Croit-on à un empoisonnement ? Il faudra en rechercher l'origine possible dans le régime alimentaire. L'erreur le plus souvent commise, au point de vue diagnostic, au cours de la grossesse est celle qui consiste à prendre une pyélonéphrite pour une appendicite (Obs.

IX et XVI). Dans nos observations, nous voyons qu'on l'a confondu également avec un phlegmon périnéphrétique (Obs. XIII), avec du paludisme (Obs. XV), avec une menace d'avortement (Obs. XVII), avec une cystite (Obs. XIX). Une tuberculose rénale a été méconnue et étiquetée à tort pyélonéphrite (Obs. XIV).

Il ne faut pas confondre la pyélonéphrite avec l'infection puerpérale. Le diagnostic est d'ordinaire facile car, dans les suites de couches, le rein se laisse mieux explorer qu'au cours de la grossesse. « Dès qu'une femme récemment accouchée, écrit Cathala, présente une élévation de température, on pense à une infection utérine et une pyélonéphrite qui survient à ce moment ou qui, latente, se réveille, peut passer inaperçue. Plus souvent, l'accoucheur connaît la lésion rénale, l'a vue évoluer pendant la grossesse. Il se demande alors, après l'accouchement, s'il assiste à une rechute de l'affection ou à une infection utérine d'autant plus possible que la suppuration rénale peut en être la cause ?

Wallich a démêlé cette question. D'après lui, dans l'infection utérine, la fièvre serait plus régulière, avec peu d'oscillations, et le pouls serait en rapport avec la température tandis que, dans la pyélonéphrite, les oscillations thermiques seraient toujours très grandes avec rémission matinale vers 37° et le pouls ne serait jamais aussi rapide que dans l'infection puerpérale, même avec des élévations de température considérables le soir.

Pour arriver au diagnostic, il faudra égalcment se baser sur les conditions d'asépsie dans lesquelles s'est fait l'accouchement, sur les caractères des lochies et rechercher la douleur provoquée au niveau du rein.

Le diagnostic différentiel peut être le plus important

à faire est celui d'avec la tuberculose rénale, car cette affection réclame comme traitement la néphrectomie, si l'on veut enrayer le processus bacillaire (Obs. XIV). Pillet, de Rouen, rapporte en effet l'observation d'une femme néphrectomisée au 5e mois de la grossesse. Le rein malade présentait plusieurs cavernes ; la grossesse évolua jusqu'à terme et la femme eut deux grossesses ultérieures. La tuberculose rénale se différencie de la pyélonéphrite gravidique par la plus grande abondance de pus dans les urines, pus qui se produit par décharges. Les hématuries sont plus fréquentes, l'examen bactériologique du dépôt décélera dans certains cas la présence du bacille de Koch. Il est vrai que dans de nombreuses observations l'absence du bacille de Koch n'a pas suffi cependant pour écarter le diagnostic de tuberculose rénale. Aussi ne faut-il pas se contenter, lorsqu'il y a doute, de l'examen microscopique, mais avoir recours à l'inoculation au cobaye. Le Fur (Obs. XIV) a rapporté récemment une observation très intéressante à ce sujet. Il s'agit d'une tuberculose rénale latente qui évolua plusieurs années insidieusement, sans hématurie, sans crises de cystite, sans fréquence ni douleurs des mictions, et fut prise de la pyélonéphrite jusqu'au jour où l'urine du bassinet, recueillie à la sonde urétérale, décela la présence de bacilles de Koch.

« Cette observation prouve qu'on ne saurait jamais avoir trop présent à l'esprit l'idée de tuberculose dans les suppurations rénales latentes et l'on peut ajouter que toutes les fois qu'un diagnostic n'est pas précis ou reste hésitant, on a le droit et même le devoir de penser à la tuberculose. » (Le Fur.)

L'on peut aussi penser à un phlegmon périnéphrétique

lorsque l'on se trouve en présence de symptômes généraux imputables à une suppuration profonde, et de douleurs lombaires continues. L'examen local doit alors être pratiqué. Dans le phlegmon périnéphrétique, il existe un empâtement diffus de la région lombaire et souvent une certaine voussure appréciable de la même région ; diffuse également est la douleur ; tandis que dans la pyélonéphrite gravidique, la palpation révèle un point douloureux net et fixe qui correspond au bassinet.

Il peut également y avoir de la gêne respiratoire consécutive à une douleur abdominale très vive : l'auscultation et l'évolution de la maladie diront si l'on a affaire à l'appareil pulmonaire ou pleural.

Pour arriver au diagnostic de pyélonéphrite gravidique, il faut donc faire chez toute femme enceinte un examen méthodique de l'abdomen et des urines. Lorsque le diagnostic sera établi, il restera à en préciser les caractères, à apprécier le degré de l'altération rénale, à savoir si l'affection est uni ou bilatérale, et à bien connaître la façon dont se fait la dépuration rénale.

Si les douleurs lombaires sont bilatérales, il y a grande chance pour que les deux reins soient touchés, mais on ne peut pas, par contre, déduire du fait que la douleur siège d'un seul côté que l'affection est unilatérale. Dans ce dernier cas, les deux reins peuvent avoir été touchés également. C'est alors que la cystoscopie et le cathétérisme des uretères joueront un grand rôle capable de lever les doutes. Il est aujourd'hui prouvé que cette exploration endoscopique est possible jusqu'aux dernières semaines qui précèdent l'accouchement (nos observations le justifient) et est facile dans les quatre ou cinq premiers mois de la grossesse. Ses dangers sont nuls si l'on prend bien les précautions d'usage.

S'assurer du bon fonctionnement des reins est également chose importante si l'on veut avoir la certitude qu'ultérieurement des accidents d'insuffisance rénale ne risquent pas de se déclencher.

Quant au diagnostic bactériologique, il a aussi une grande importance car il permettra de savoir quel traitement vaccinal doit être institué et sera, pour le médecin, l'indication de surveiller soigneusement le fonctionnement intestinal, si la présence du bacille est décelée.

CHAPITRE VII

Traitement

Divers modes de traitement sont à notre disposition pour combattre la pyélonéphrite gravidique. Le traitement peut être général, vésical, urétéral, obstétrical, chirurgical. Quel qu'il soit, il a pour but de lutter contre l'infection et de supprimer les accidents liés à la rétention d'urine purulente, par des méthodes directes ou indirectes.

Traitement général. — Il consiste d'abord à lutter contre l'infection urinaire par l'emploi des antiseptiques urinaires habituels : salol, salophène, benzoate de soude, urotropine, uraseptine, helmithol, etc., et des eaux minérales de La Preste, d'Evian, de Pougues ou de Vittel. Contre l'infection déclarée, Le Fur prône vivement l'emploi des vaccins : auto et stocks vaccins polymicrobiens, qui lui ont donné de très bons résultats. L'origine de l'infection venant de la flore microbienne intestinale dans la majorité des cas, il faut veiller à ce que l'intestin fonctionne bien régulièrement. Pour ce, il faut faire un usage fréquent de l'huile de ricin et des lavements.

Naturellement, le régime alimentaire doit être le moins toxique possible ; toutefois, le régime lacté absolu est souvent abusif et a souvent été employé à tort. S'il y a des signes d'insuffisance rénale, le régime doit être strict tout en n'étant pas lacté. Pas trop de liquides, un minimum d'azote et de chlorures ; les féculents, les légumes verts, les pâtes seront autorisés, ainsi que les plats sucrés. Le régime sera achloruré ou peu chloruré. Si la fonction rénale n'est pas altérée, il suffira de soumettre la malade à un régime hypotoxique. Le repos sera nécessaire. Dans certains cas, on sera amené à prescrire le repos absolu au lit, dans d'autres on se contentera d'engager la malade à éviter toute fatigue et refroidissement. Si le repos est insuffisant, on pourra recourir aux grands bains chauds à 37° prolongés une demi-heure à trois quarts d'heure. L'application de compresses chaudes, de cataplasmes, de ventouses, d'une vessie de glace sur le côté malade peut donner de bons résultats.

L'injection de morphine calme la douleur lorsqu'elle est très vive, et peut éviter la production des contractions utérines. Ce traitement général suffit dans bon nombre de cas.

Traitement vésical. — Dû à Pasteau et d'Herbécourt (1898), consiste à injecter une quantité suffisante d'eau boriquée dans la vessie, jusqu'à distension légère, c'est-à-dire jusqu'au moment où la malade éprouve le besoin d'uriner. L'opération faite, on engage la malade à garder le liquide dans sa vessie le plus longtemps possible. Cette manœuvre, répétée plusieurs fois par jour, a pour but d'amener des contractions urétériques qui entraînent l'évacuation du bassinet et de l'uretère.

Traitement urétéral. — Le premier cathétérisme urétéral avec lavage du bassinet est dû à Bozemann qui, en 1888, profita d'une fistule vésicale pour pratiquer cette opération.

Dix ans après, Albarran reprit ce mode de traitement, et fut suivi dans cette voie par Marion et Heitz-Boyer.

Aujourd'hui, il est employé constamment chaque fois que le traitement médical est reconnu insuffisant. Il ne peut d'ailleurs être que favorable et donner de bons résultats dans la pyélonéphrite gravidique, car l'infection est rarement accentuée au point de transformer l'urine en pus, elle est de date relativement récente, la dilatation n'atteint pas ordinairement un volume très considérable, enfin la cause de la rétention n'est que temporaire : toute une série de conditions se trouvent donc réunies pour assurer au cathétérisme urétéral un heureux résultat et c'est ce qui se produit en effet ; nombreuses sont les observations où cette méthode a amené une métamorphose dans la santé de parturientes en très mauvais état.

Les lavages du rein sont un traitement actif, ils font disparaître la muqueuse infectée, rendent la tonicité à la musculeuse sous-jacente ; de plus, la sonde urétérale de calibre de plus en plus gros redresse les courbures et dilate les rétrécissements de l'uretère.

L'objection qui a été adressée à maintes reprises à ce traitement, c'est que les pyélites de la grossesse ont une tendance naturelle à la guérison et que, dans le cathétérisme urétéral, les malades eussent aussi bien guéri : il est vrai de dire en effet que la mise en œuvre de cette thérapeutique est affaire d'espèce, on ne saurait la proposer pour toute femme enceinte qui présente des urines troubles, un peu de fièvre et une douleur dans un rein ;

mais lorsque la thérapeutique médicale a échoué et que l'état général persiste mauvais ou même s'aggrave, le cathétérisme urétéral pourra seul, en arrêtant les accidents, éviter une néphrotomie.

Le cathétérisme urétéral ne donnera par contre aucun résultat dans les infections rénales gravidiques s'accompagnant d'une augmentation considérable du volume du rein. Dans ces derniers cas, il s'agit, non pas de pyélonéphrite, mais de pyonéphroses dues à l'infection d'un rein antérieurement malade, et justiciables de la néphrotomie.

Enfin, il est des cas de pyélonéphrite, vraie, de la grossesse, avec état septicémique grave et s'aggravant rapidement dans lesquels le cathétérisme urétéral sera à rejeter et ou la seule manière de mettre un terme aux accidents sera de pratiquer la néphrotomie.

Quels sont les agents médicamenteux à employer pour les lavages du bassinet ? Les plus employés sont les sels d'argent dont on connaît l'efficacité quasi spécifique dans les voies urinaires. Le préférable est le nitrate que l'on emploie à la clinique de M. le Professeur André en solution à 1 %. Son emploi comporte pourtant quelques inconvénients qu'il faut connaître : il peut amener des coliques douloureuses revêtant l'aspect de coliques néphrétiques. On les calmera par la morphine. Le nitrate peut aussi, en retombant dans la vessie, y déterminer une irritation violente avec souffrances plus ou moins aiguës : on y remédiera en garnissant la vessie avec du sérum artificiel qui neutralisera la causticité du nitrate. Pour les pyélonéphrites à gonocoques, il sera préférable d'employer l'argyrol en solution à 20 %, mais il faudra toujours employer une solution fraîche.

Lorsqu'on fait le lavage, il faut mettre la femme en position gynécologique, les cuisses très fléchies sur l'abdomen et le bassin légèrement relevé. Cette position fait retomber l'utérus en arrière, libère la vessie et permet une distension suffisante pour la manœuvre du cystoscope. L'expérience a montré que, lorsqu'on fait le lavage, il est préférable de ne pas mettre en tension la cavité infectée. On peut laisser tout le nitrate s'évacuer par la sonde avant de la retirer, on en abandonner une petite quantité dans le rein. La répétition des lavages du bassinet est variable. Ils se font à une semaine ou à 2 ou 3 jours d'intervalle suivant la gravité de l'infection. On peut tourner la difficulté en laissant la sonde à demeure pendant 24 ou 48 heures. Le nombre des lavages est aussi très variable. Parfois il en faut 10, 15. Dans d'autres cas, 2 suffisent.

A la suite du traitement des pyélonéphrites gravidiques par le cathétérisme urétéral, on voit souvent les symptômes généraux très graves disparaître rapidement. En revanche, il persiste fréquemment une légère pyurie et une dilatation pyélique notable. Cette réserve ne saurait toutefois contre-indiquer en rien de recourir aux lavages du bassinet chez les femmes où la thérapeutique médicale habituelle est restée sans effet et où les accidents graves continuent et deviennent inquiétants. Ceux-ci disparaissent presque toujours, ainsi que le prouvent nos observations, par le cathétérisme urétéral et la sonde laissée à demeure jusqu'à ce que la température baisse.

Un léger état d'infection persiste souvent, mais il disparaît rapidement après l'accouchement. Si la purulence persiste après l'accouchement, si l'infection s'exacerbe à ce moment, il faut reprendre les lavages du bassinet. Périneau a obtenu de très beaux résultats. Sur 11 observations relatées par cet auteur, et rentrant dans ces conditions, nous trouvons 9 succès et 2 améliorations. Il est d'autant plus important de traiter les pyélites du post-partum, souvent méconnues d'ailleurs, qu'elles peuvent devenir, si elles ne sont pas traitées, la cause de calculs secondaires ultérieurement.

Certains auteurs ont prétendu que le cathétérisme urétéral pouvait entraîner un accouchement prématuré. La lecture de nos observations prouve que, même pratiqué dans les derniers mois de la grossesse, il n'a jamais été la cause, immédiate en tout cas, du déclenchement du travail. Les observations II et IV montrent au contraire les très bons résultats qui ont pu être obtenus du cathétérisme urétéral.

Traitement obstétrical. — Il faut d'abord ranger sous ce titre les différentes positions qui ont été prônées par les auteurs, afin de réduire au minimum la pression de l'utérus gravide sur l'utérus pelvien. Le decubitus latéral sur le côté opposé au malade est la position la plus employée. L'on a recommandé également d'élever le bassin afin de dégager le pelvis. Ces petits moyens sont à utiliser comme adjuvants du traitement médical. Le traitement obstétrical proprement dit est basé sur la constatation que les accidents de pyélonéphrite gravidique cessent en général après l'accouchement et consiste par conséquent à débarrasser l'utérus gravide de son contenu par l'avortement thérapeutique ou l'accouchement prématuré provoqué. Il ne faut pas se hâter de recourir trop tôt à des moyens dont la nécessité ne se fait pas immédiatement sentir quand ils sont aussi sérieux et souvent aussi dangereux. En effet, l'accouchement provoqué a souvent peu d'effet sur la marche de l'infection sanguine et présente de nombreux inconvénients : il augmente dans de notables proportions les risques de mortalité de l'enfant et expose à transmettre l'infection de l'appareil urinaire à l'appareil génital. « L'accouchement provoqué peut refouler plus haut l'infection », écrit DAVIS, de Philadelphie, avec juste raison. « On doit interrompre la grossesse quand une maladie, produite ou aggravée par elle, menace la vie de la femme », a dit PINARD au Congrès de Rome. Fort heureusement, le progrès aidant, le traitement obstétrical trouve de moins en moins d'indications.

TRAITEMENT CHIRURGICAL. — C'est la néphrotomie et la néphrectomie. La première n'est pas sans danger au cours de la grossesse, car elle entraîne souvent l'accouchement prématuré. Elle est le traitement propre des pyonéphroses prises à tort pour des pyélonéphrites et dont nous avons déjà parlé.

Quant à la néphrectomie, les cas qui peuvent la nécessiter sont de plus en plus rares. Ce n'est qu'au cas où la néphrotomie restera sans résultat qu'on sera obligé d'y recourir.

A la fin du chapitre de la symptomatologie, nous avons distingué, selon COUVELAIRE, plusieurs formes cliniques de la pyélonéphrite gravidique. Nous allons passer rapidement en revue les divers modes de traitement propres à chaque forme clinique :

1) *Forme atténuée.* — Facilement curable par un repos relatif, le régime lacto-végétarien, un bon hygiène intestinal et l'absorption d'antiseptiques urinaires. Le decubitus latéral intermittent est un bon adjuvant dans ces formes légères.

2) *Forme fébrile.* — Au cours de la première période, le traitement des infections générales seul s'impose. Le traitement général sera mis en œuvre pendant la période suppurative. Durant cette période, on pourra administrer des dragées de bromure de camphre pour calmer la douleur qui survient à la fin des mictions. Si la douleur persiste, on pourra pratiquer des lavages de la vessie à l'eau boriquée chaude.

En général, à la suite de ce traitement, il se produit une defferyescence au bout d'une quinzaine de jours.

3) *Forme fébrile prolongée.* — Ici, il faut instituer rapidement un traitement local afin de lutter contre la rétention purulente, cause de la prolongation du mal, et établir un traitement vaccinal d'emblée. L'urotropine intra-veineuse peut être également très utile (Obs. IV).

Il y a lieu de différencier deux formes, cliniquement parlant : ou le rein est petit (cas le plus fréquent), ou il est gros.

a) Le rein est petit : Il faut traiter la rétention par les voies naturelles. On peut essayer d'abord le traitement vésical, mais il est bien préférable d'installer sans perdre de temps la mise en route du traitement urétéral qui fréquemment, après 2 ou 3 cathétérismes ou une sonde laissée à demeure, amène une disparition rapide des symptômes généraux alarmants. Dans des cas rares, le cathétérisme est impossible à réaliser. Il faudra recourir à l'extrême rigueur à l'accouchement prématuré provoqué, qui ne sera qu'un pis-aller.

b) Le rein est gros : Le traitement urétéral est insuffisant. La néphrotomie d'emblée s'impose car si le rein est gros ,c'est qu'il y a pyonéphrose. Dans ce cas, l'accouchement provoqué serait irrationnel. La néphrectomie peut être indiquée aussi alors.

4) *Formes persistant après l'accouchement.* — Les malades rentrant dans cette catégorie doivent être soignées longtemps. Le traitement urétéral sera poursuivi jusqu'à disparition complète des pyocytes de l'urine. Ces malades auront grand intérêt à aller prendre les eaux de La Preste. Elles sont susceptibles de guérir complètement. Si une lésion urinaire entretient l'infection, le chirurgien prendra une décision en temps opportun.

Conclusions

I. La grossesse, par la suractivité fonctionnelle considérable du rein qu'elle détermine, est capable à elle seule de créer la pyélonéphrite gravidique.

II. Pour faire le diagnostic, il faut penser à la possibilité de la pyélonéphrite gravidique, chaque fois que survient de l'albuminurie chez la femme enceinte et procéder alors à un examen méthodique de celle-ci.

Nombreux sont les cas de pyélites latentes découverts ainsi par une recherche systématique.

III. Dans les cas complexes de suppuration rénale latente, il faut penser à la pyélite gravidique, mais, en outre, à la possibilité d'une tuberculose rénale latente.

IV. La pyélonéphrite gravidique réclame tout à fait exceptionnellement un traitement médical ou chirurgical.

Dans les formes courantes de l'affection, le traitement urologique et la vaccination permettent à la femme enceinte, dans la majorité des cas, d'atteindre le terme et de mener à bien leur grossesse.

V. Dans les formes persistant après l'accouchement de façon latente, il faut convaincre les malades de la nécessité de se faire traiter urologiquement tant qu'il persiste des pyocytes dans leurs urines, si elles ne veulent pas voir récidiver l'affection au cours de grossesses ultérieures.

Observations

OBSERVATION I

(Clinique Obstétricale).
(Service de M. le Professeur Fruhinsholz)

Mme B..., 28 ans. Ouvrière en chaussures.

Entrée le 7 février 1920. Passée le 9 février au service des voies urinaires (Professeur André).

« Pyélonéphrite gravidique au 4e mois. »

Il s'agit d'une VI pare. Dans ses antécédents, on relève simplement qu'elle eut de l'albumine au cours de sa IIe grossesse. Rien d'autre à signaler.

Grossesse actuelle : D. R. du 19 au 22 octobre 1919.

Jusqu'à la fin de décembre, cette grossesse s'est bien passée. Mais depuis le 31 décembre, la parturiente a dû s'aliter, ayant ressenti des douleurs assez vives dans le bas-ventre et la région lombaire, sans toutefois avoir eu de pertes.

Depuis ce moment, elle vient régulièrement (3 fois) à la consultation de la Maternité.

Le 5 février 1920 (début du 4e mois) de l'albumine ayant été décelé dans ses urines, et d'autre part l'état général étant mauvais, on conseille à la malade d'entrer à la Maternité.

7 février 1920. — Examen à l'entrée : mauvais état général. Anémie prononcée, pâleur des téguments. En outre, la femme se plaint de douleurs violentes dans la région rénale gauche. Depuis quelques jours, elle a de la céphalée. A l'interrogatoire, on ne relève aucun antécédent gynécologique. Palpation de l'abdomen : l'utérus remonte à trois travers de doigt au-dessus de la symphise. On trouve, en explorant la fosse illiaque droite, une masse dure de la grosseur d'une noix verte, masse indépendante de l'utérus et qui n'est pas douloureuse à la pression. Les reins ne sont pas perceptibles, mais on réveille cependant à la pression une douleur très nette, dans la région des deux reins et en arrière, au point costo-vertébral. La malade urine fréquemment, surtout la nuit, et la fin des mictions est douloureuse. Les urines contiennent un dépôt assez abondant qui semble être du pus. Il n'y a pas de température.

9 février. — La tumeur est nettement perceptible au palper dans la fosse illiaque droite. Au toucher, les culs-de-sac sont libres.

Examen des urines vésicales : Très nombreux pyocytes, assez nombreuses cellules du rein et du bassinet. Cellules vésicales et cristaux uratiques. La malade est alors envoyée au service des « voies urinaires ».

La cystoscopie (docteur Grandineau) est facile ; la capacité vésicale est normale et il n'y a rien de particulier à l'examen de la muqueuse vésicale et des orifices urétéraux.

Une sonde est introduite dans chaque uretère. L'urine recueillie est envoyée au service anatomo-pathologique qui fait la réponse suivante :

« *U. R. D.* — Nombreux globules de pus et hématies ; des polynucléaires, des cellules rénales et surtout des cellules du bassinet. Cristaux uratiques.

« *U. R. G.* — Rares éléments. Quelques cellules rénales. Quelques globules blancs. Cristaux uratiques. »

13 février. — Le ventre étant plus souple (la malade a été purgée la veille), on se rend compte que la masse sentie antérieurement est nettement séparée du corps utérin. Elle est régulière, ovoïde, un peu mobile, et, en la déprimant avec les deux mains sur la fosse iliaque, on arrive à sentir de la rénitence. La palpation n'est pas douloureuse.

14 février. — Lavage du bassinet droit au nitrate d'argent à 1 %. On trouve une rétention de 20 cc.

16 février. — Sonde laissée à demeure dans le bassinet droit. On retrouve 20 cc. de rétention. Trois lavages au nitrate, par la sonde.

18 février. — La sonde est changée et laissée à demeure jusqu'au 21 (soir). Un examen clinique des urines séparées, recueillies pour le rein droit par la sonde urétérale, ne montre pas de différence notable dans le fonctionnement des deux reins. A droite, il y a 11 gr. 5 d'urée, à gauche 12 gr. 68.

22, 25 et 27 février, 1er mars. — Lavages du bassinet droit. Rétention, 15 cc. L'état général de la malade est complètement changé, ce 1er mars ; son appétit est revenu ainsi que ses forces. Elle se lève depuis le 22 février et elle sort le 3 mars.

Quelques jours après sa sortie, la malade fait un voyage à Paris et revient à Nancy le 25 mars.

29 mars. — La femme entre à la Maternité à 1 heure du matin. A 3 heures et demie, elle expulse un fœtus de 640 gr.

Malgré les recommandations qui lui avaient été faites, la femme n'est pas venue, au cours du mois suivant, se faire réexaminer au service de M. le Professeur André.

OBSERVATION II

(*Clinique des Maladies des voies urinaires*)

(Professeur André)

Mme B..., 20 ans, lingère. Primipare.

Entrée le 5 août 1919. Sortie le 13 novembre 1919.

« Pyélonéphrite gravidique droite. Début aigu au 4e mois de la grossesse par des crises douloureuses réno-urétérales sans rétention dans le bassinet, mais avec présence de pus dans le rein droit. Traitement par le cathétérisme urétéral et lavages du bassinet au nitrate d'argent à 1 %. Reproduction des crises pendant 7 semaines avec apparition d'une rétention dans le bassinet droit, rétention augmentant peu à peu jusqu'à 45 cc. Cessation des crises et des symptômes vésicaux au bout de 3 mois et demi. Evolution normale de la grossesse et accouchement à terme sans aucune complication. »

Dans les antécédents pathologiques de la malade, on ne relève que les oreillons à l'âge de 10 ans. Jamais elle n'a fait de lithiase urinaire. Elle est actuellement au 4e mois de sa grossesse (D. R. du 1er au 5 mai 1919). Le 5 août 1919, la malade est amenée au service des voies urinaires sur un brancard. Il y a 15 jours environ, elle remarqua que les envies d'uriner devenaient plus fréquentes et que la fin des mictions était douloureuse. Toutefois, elle ne s'était pas alarmée, attribuant ces troubles à son état de gestation. Mais le 30 juillet, une douleur brusque, accompagnée de nausées, apparut dans le flanc droit. La température était de 39°8 et il y avait du ténesme vésical. Depuis ce moment, l'état est resté à peu près stationnaire avec diminution et recrudescence de la douleur, douleur qui, aujourd'hui, s'est généralisée à l'abdomen.

5 août 1919. — Etat de la malade à l'entrée au service : la palpation du ventre ne montre pas de défense généralisée et permet de sentir le globe utérin qui n'arrive pas à l'ombilic. Dans la région du flanc droit, la palpation est rendue plus difficile du fait de la contraction des muscles à ce niveau, mais il est facile d'arriver à éliminer l'hypothèse d'appendicite : c'est immédiatement sous les côtes que la palpation amène surtout de la défense musculaire ; la palpation est, de plus, douloureuse, nettement au niveau du point costo-vertébral postérieur et du point costo-lombaire.

Les urines prises dans la vessie sont troubles. La capacité vésicale est normale (300 cc. facilement).

L'examen cystoscopique montre l'intégrité de la muqueuse vésicale et de l'orifice urétéral gauche. L'orifice urétéral droit lui-même ne présente pas grande lésion à part un peu de congestion ; une sonde urétérale n° 14, à bout rond, passe facilement jusqu'au bassinet sans rencontrer aucun obstacle ; elle n'y trouve qu'une dizaine de centimètres cubes d'urine qui est envoyée au service d'anatomie pathologique pour examen histologique. On fait un lavage de nitrate à 1 % dans le bassinet. La femme est mise au régime lacté. L'état général de la malade n'est nullement touché.

6 août. — Réponse de l'anatomie pathologique : *Pyocytes.* La température était hier au soir de 38°9. On met une sonde urétérale dans le bassinet et on l'y laisse en faisant faire chaque jour plusieurs lavages au nitrate à 1 % par cette sonde. La sonde est ainsi laissée à demeure dans le bassinet pendant trois jours. La température, qui était encore de 38°9 le second jour, tombe à 37. La palpation du flanc droit est maintenant beaucoup plus facile. La douleur existe encore aux points costo-vertébral et costo-musculaire. On se rend compte maintenant qu'elle existe aussi au point para-ombilical. Le jour où on retire la sonde, la température remonte à 38°, mais sans s'y maintenir.

13 août. — Nouveau lavage du bassinet au nitrate à 1 %. Les urines paraissent plus claires.

19 août. — Nouveau lavage du bassinet. Les urines du bassinet sont envoyées à l'analyse : on y décèle des pyocytes en très grand nombre.

23 août. — Lavage du bassinet. La malade sort du service, mais doit régulièrement se faire laver son bassinet.

26 août. — Lavage du bassinet.

30 août. — *Idem.*

2 septembre. — *Idem.* Nouvel examen histologique : pyocytes encore abondants. Depuis quelques jours, la malade est reprise d'envie fréquentes d'uriner (tous les quarts d'heure environ). On fait faire une instillation quotidienne de nitrate dans la vessie.

10 septembre. — La malade a eu hier, chez elle, un accès de fièvre avec délire pendant une heure. Le flanc droit est douloureux et de nouveau il y a du ténesme vésical. Elle rentre au service : les urines sont très troubles ; la cystoscopie est rendue difficile par l'intolérance vésicale. Pourtant, on arrive à mettre assez de liquide pour passer une sonde dans l'uretère droit. La sonde est laissée à demeure mais est très mal supportée le premier jour, la femme accusant de vives douleurs vésicales et abdominales. Elle est pourtant laissée en place. Le second jour, la température monte à 38°, puis tombe et reste en dessous de 37°. A partir de ce deuxième jour, la sonde est bien supportée.

15 septembre. — Nouvelle crise très douloureuse dans la région rénale droite et dans la région vésicale. Pas de température. On retire la sonde à demeure du bassinet et on applique sur l'abdomen de la malade des cataplasmes laudanisés.

16 septembre. — Nouvelle crise vers 10 heures du matin. La température, qui était à 36°5 le matin à 8 heures, monte à 39°5 pour redescendre le même soir à 37°2.

18 septembre. — Nouvelle crise douloureuse. Cathétérisme de l'uretère droit. On trouve 25 grammes de rétention dans le bassinet. La sonde reste à demeure avec lavages fréquents au nitrate jusqu'au 20 septembre.

20 septembre. — Crise douloureuse.

24 septembre. — Lavage du rein droit. Rétention, 25 cc. Crise le soir.

26 septembre. — Lavage du rein droit. Rétention, 15 cc. La cystoscopie est très difficile car la vessie ne tolère pas plus de 60 cc. de liquide. La malade urine toutes les 10 minutes.

29 septembre. — Lavage du rein droit. Rétention, 25 cc.

2 octobre. — *Idem.* Rétention, 30 cc.

6 octobre. — *Idem.* Rétention, 30 cc.

11 octobre. — *Idem.* Rétention, 30 cc.

15 octobre. — La rétention du bassinet est maintenant de 45 cc. La vessie est améliorée. Capacité vésicale : 200 cc.

On ne constate aucune modification aux lavages faits les 18, 21, 24 et 28 octobre. Un examen cytologique des urines du bassinet droit, le 15 octobre, a montré que les pyocytes sont devenus peu nombreux.

4 novembre. — Lavage du rein. Rétention : 45 cc.

12 novembre. — Lavage du rein. Nouvel examen des urines du rein droit : peu de pyocytes. La malade vient deux ou trois fois pour des lavages du rein. Elle ne souffre plus du flanc droit, ni de la vessie. Tous les lavages du rein ont été faits avec du nitrate à 1 %, depuis le début du traitement. On cesse les lavages du bassinet, l'introduction du cystoscope devenant de moins en moins facile, à mesure que l'œuf se développe. On recommande à la malade de revenir à la moindre alerte et de se rendre à la Maternité pour l'accouchement.

Février 1920. — La malade a mené sa grossesse à terme. Le 8 février au soir, elle entre, en travail, à la Maternité et le 9 février, à 4 h. 45, elle met au monde une fille de 3,100 gr.

La délivrance est normale et complète. Les suites de couches sont normales. La femme quitte la Maternité le 17 février.

Juin 1920. — La malade devait revenir quelque temps après son accouchement, pour qu'on examine l'urine du rein droit, qu'on puisse savoir s'il n'y a plus de pyocytes et si quelques nouveaux lavages du bassinet ne seraient pas nécessaires, mais elle ne s'est pas représentée au service de M. le Professeur ANDRÉ.

OBSERVATION III

(*Clinique Obstétricale*)

(Service de M. le Professeur FRUHINSHOLZ)

Mme M..., 25 ans. Primipare. Ouvrière aux tabacs.

Entrée le 20 mai 1920. Sortie le 18 juin 1920.

« Pyélonéphrite du post-partum. »

Il s'agit d'une primipare (D. R. du 27 août au 1er septembre 1919). Sans antécédents physiologiques ou pathologiques à retenir.

Evolution de la grossesse. — Pendant le cours de sa grossesse, la parturiente a continué à travailler à la Manufacture des tabacs. Au cours du premier mois de la gestation, la femme eut quelques vomissements. En février, elle eut la grippe et présenta alors de l'albumine dans ses urines. Mais le 4 mars, à la consultation de la Maternité, on constata que l'albumine avait disparu. Le 22 avril et durant son séjour à la Maternité jusqu'à l'accouchement, les analyses ultérieures furent également négatives.

Accouchement. — Le travail se déclanche une première fois le 21 mai, mais la femme n'étant pas à terme, celui-ci est arrêté par deux injections de morphine.

Le 31 mai, nouveau déclanchement qui aboutit, le 1er juin à 14 h. 30, à l'expulsion d'un garçon de 3.300 gr. (siège complet normal effectué rapidement). Délivrance sans incidents.

Suites de couches. — Dans la nuit du 4 au 5 juin, la femme ressent brusquement une vive douleur dans l'hypocondre gauche. Le 5 au matin, il y a du ballonnement abdominal marqué avec légère défense à gauche. L'utérus est normal et non douloureux. La vessie n'est pas distendue. La palpation réveille une douleur vive dans la région lombaire gauche. Les lochies sont normales. L'état général reste bon ainsi que la température et le pouls (T. : 37°8). L'intestin fonctionne normalement. Le 5, à 11 heures, on pratique une injection de 0 gr. 01 de morphine à la suite de laquelle les douleurs se calment sensiblement.

Le 6 juin, l'état général est meilleur et le météorisme moins marqué. La malade sort le 10 juin.

15 juin. — La malade rentre au service, présentant une température de 38°2 avec un état d'abattement très marqué. Elle accuse une douleur violente et continue au niveau de la région rénale gauche, douleur qui s'irradie vers la région abdominale. Le 16 juin, les urines recueillies depuis 24 heures sont franchement purulentes.

M. le docteur Grandineau vient examiner la malade. Il constate que le pôle inférieur du rein droit (facilement perceptible) n'est pas douloureux. Du côté gauche, les points costo-vertébral et costo-musculaire sont très nettement douloureux. Il y a également de la sensibilité au niveau du point para-ombilical. Le rein gauche n'est pas perceptible à la palpation.

Après avoir constaté que la vessie a sa capacité normale, M. Grandineau fait une cystoscopie : la muqueuse vésicale a un aspect normal dans toute son étendue. Seul, l'orifice urétéral gauche paraît un peu béant et congestionné.

Le cathétérisme urétéral est facilement pratiqué. On trouve à gauche une rétention de 15 cc. dans le bassinet. Le cathétérisme de l'uretère gauche s'est fait facilement et sans arrêt à l'aide d'une sonde 14. Il n'y a pas de rétention dans le bassinet droit. Un lavage du bassinet gauche avec une solution de nitrate à 1 % est effectué.

Le service d'anatomie pathologique, à qui l'on avait envoyé les urines séparées, donne les renseignements suivants :

1) *U. R. G.* — Très nombreuses cellules épithéliales rénales libres et en lambeaux de muqueuse. Nombreux pyocytes libres

et en amas. Quelques hématies. Quelques cellules du bassinet. Cylindres épithéliaux. Cylindres granuleux, cylindres leuco-pyocytiques. Très nombreux cristaux d'acide urique.

2) *U. R. D.* — Assez nombreuses cellules épithéliales rénales libres. Quelques hématies et quelques cellules du bassinet. Pseudo cylindres uriques et nombreux cristaux d'acide urique.

Diagnostic : Pyélonéphrite.

Les *17 et 18 juin.* — Deux lavages du bassinet gauche sont faits à la malade.

Le *19 juin*, l'état général s'est bien amélioré. La malade quitte la Maternité et s'engage à venir se faire traiter régulièrement au service des voies urinaires.

Des lavages du bassinet lui sont alors faits régulièrement les 19, 24, 27 juin, 4, 6 juillet (il semble ce jour-là ne plus y avoir de rétention. En outre, un examen cytologique montre qu'il n'y a plus que peu de pus).

Le 9 juillet, l'on trouve une rétention de 80 cc.

Le 12 juillet, rétention de 20 cc.

Le 4 août. — Résultat de l'examen cytologique pratiqué à cette date : « *U. R. G.* — Assez nombreuses cellules épithéliales rénales granulo-graisseuses. Quelques cellules du bassinet. Pyocytes *rares*. Quelques-uns en amas. Assez nombreux cristaux d'acide urique. »

Le 9 août, il y a encore 80 cc. de rétention.

Au cours de ces différents lavages, la malade a eu plusieurs crises néphrétiques.

25 *août.* — La malade n'est pas revenue depuis le 9. Bien qu'ayant eu encore une crise néphrétique dernièrement, son état général s'est très amélioré.

OBSERVATION IV

(*Clinique Obstétricale*)

(Service de M. le Professeur Fruhinsholz)

Mme B..., 18 ans. Primipare. Femme de chambre.

Entrée le 24 juin. Accouchée le 25 juin. Sortie le 2 juillet.

« Pyélonéphrite gravidique au 7e mois. »

La femme entre à la Maternité le 24 juin à 8 heures du matin, en période de travail. A l'examen, on trouve un utérus de 28 cm. (D. R. du 15 au 18 décembre). La tête a une tendance à s'engager en droite postérieure. Le col est en voie d'effacement. Comme l'on est à une époque encore éloignée du terme normal, une injection de morphine est faite. Le travail s'arrête.

D'après l'interrogatoire, il semble que cette femme ait souffert depuis une huitaine de jours. Il faut noter toutefois que la malade accusait depuis assez longtemps une très légère sensibilité du flanc droit. Dès son entrée au service, on est frappé par son aspect fébrile.

Le 24 juin au soir, la température dépasse 40°, l'état général est franchement mauvais : la palpation réveille une sensibilité rénale droite très accusée. A l'auscultation, on trouve un cœur normal et un souffle rude au sommet du poumon droit, accompagné de quelques râles sibilants. Il y a un état saburral marqué des voies digestives.

25 juin. — Même état. De plus, on constate que les urines sont uniformément troubles et purulentes.

Examen anatomo-pathologique des urines vésicales : « Nombreuses cellules épithéliales vésicales, urétérales, du bassinet et rénales ayant subi la dégénérescence granulo-graisseuse ; cristaux de phosphates et d'urates. »

Une hémoculture pratiquée la veille est négative.

25 juin, 17 heures. — Le travail reprend. A 19 heures, le col est effacé et dilaté comme 1 franc. A 23 heures, la dilatation est complète. Une demi-heure après, la femme expulse une fille de 1.710 grammes qui meurt aussitôt. Délivrance normale.

28 juin. — Le rein droit est perceptible à la palpation. La vessie a une contenance normale. L'examen cystoscopique (docteur Grandineau) montre un orifice urétéral gauche normal ; les lèvres de l'orifice droit sont œdémateux et la muqueuse vésicale est congestionnée tout autour. Le cathétérisme urétéral droit est pratiqué : une rétention de 8 à 10 grammes est trouvée dans le bassinet. Depuis l'accouchement, on ne perçoit plus aucun point douloureux à la palpation.

Examen anatomo-pathologique des urines :

U. R. D. — Rares cellules rénales. Quelques cellules du bassinet et des uretères. Très nombreux pyocytes en amas. Culot abondant.

U. R. . — Culot à peine marqué. Quelques cellules épithéliales rénales granulo-graisseuses. Quelques-unes binucléées. Rares cellules du bassinet. Quelques sédiments cristallins uriques. Pas de pus.

Examen bactériologique : 1) Nombreux polynucléaires (pus) ; 2) Bacilles mobiles. Gram négatif. Bacilles fermentant. glucose avec dégagement de CO^2 : caractéristique des colibacilles.

Le Wassermann est négatif.

29 juin. — Une sonde urétérale droite est mise à demeure. On fait un lavage bi-quotidien du bassinet au nitrate à 1 %. (T. : 39°5.)

1er juillet. — Changement de la sonde (T. : 40°) et lavage bi-quotidien.

2 juillet. — La malade quitte la Maternité et entre au service du Professeur André, où elle reste en traitement jusqu'au 10 août. Là, en un mois, 10 lavages du bassinet sont pratiqués et, pour lutter contre l'infection et soutenir la malade, de nombreuses injections d'urotropine et d'huile camphrée sont faites.

Voici le résultat des différentes analyses qui ont été entreprises pendant le séjour de la malade aux « voies urinaires ».

3 juillet. — Examen anatomo-pathologique :

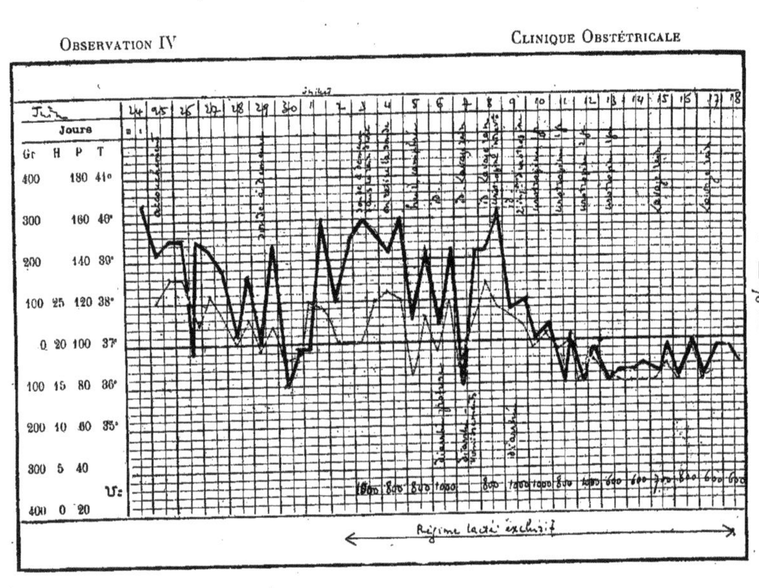
Observation IV
Clinique Obstétricale
Jours
Gr H P T
400 180 41°
300 160 40°
200 140 39°
100 25 120 38°
0 20 100 37°
100 15 80 36°
200 10 60 35°
300 5 40
400 0 20
Régime lacté exclusif

OBSERVATION IV CLINIQUE DU Dr ANDRÉ

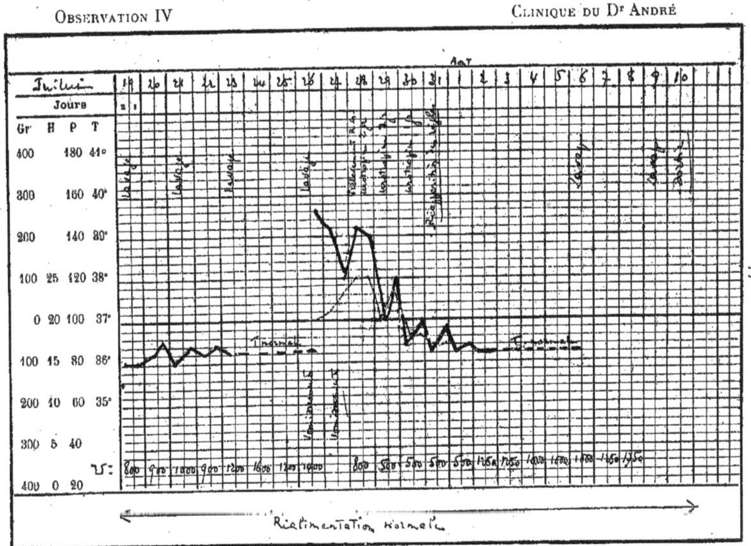

U. R. D. — Pyocytes en assez grande abondance, libres et en amas. Très rares éléments épithéliaux. Assez nombreux phosphates. Quelques urates.

5 juillet. — Examen bactériologique : Présence du colibacille dans l'urine recueillie par sonde urétérale.

6 juillet. — Séro-réaction : Eberth, Para A, Para B } négative au 1/50e.

7 juillet. — Examen anatomo-pathologique :

U. R. D. — Pyocytes en très grandes quantités. Peu d'autres éléments d'ailleurs normaux.

8 juillet. — Lavage du rein. Une sonde est mise dans l'uretère gauche pour voir s'il y a du pus de ce côté. La sonde est laissée deux heures, et une sonde vésicale recueille pendant ce temps l'urine du rein droit.

ANALYSE CHIMIQUE :

	REIN DROIT (par sonde vésicale)	REIN GAUCHE (par sonde urétérale)
Vol. de 2 heures.	61 cc.	50 cc.
Urée :		
Au litre........	12 gr. 08	12 gr. 13
Aux 2 heures...	0 gr. 73	1 gr. 25
Chlorures :		
Au litre........	1 gr. 20	1 gr. 70
Aux 2 heures...	0 gr. 073	0 gr. 085
Albumine :		
Au litre........	0 gr. 95	1 gr. 50
Aux 2 heures...	0 gr .057	0 gr. 075

Examen anatomo-pathologique :

U. R. G. — Nombreuses cellules du rein et du bassinet. Pas de pus, ni autres éléments pathologiques. Urates.

Hémoculture : Négative (Prise de sang 8 juillet. T. : 40°).

26 juillet. — Examen anatomo-pathologique :

U. R. D. — Culot assez abondant. Pyocytes en grande abondance. Peu d'éléments épithéliaux.

28 juillet. — Examen anatomo-pathologique :

U. R. G. — Quelques cellules épithéliales rénales. Pas de pus. Urates, phosphates et carbonates en grande abondance.

9 août. — Examen anatomo-pathologique :

U. R. D. — Quelques cellules rénales. Quelques globules blancs. Urates.

La malade rentre chez elle, très anémiée ; il n'y a plus du tout de température.

OBSERVATION V

(*Clinique Obstétricale*)

(Service de M. le Professeur FRUHINSHOLZ)

Mme G..., 19 ans. Primipare. Ménagère.

Entrée le 30 juin 1920. Accouchée le 3 août. Sortie le 11 août.

« Pyélonéphrite gravidique au 9e mois. »

Il s'agit d'une primipare, âgée de 19 ans, qui ne présente rien de spécial dans ses antécédents. D. R. : du 8 au 12 octobre.

Evolution de la grossesse. — Le 29 mai, la parturiente se présente à la consultation, mais on ne constate rien d'anormal. Le 30 juin, elle vient à nouveau à la Maternité, se plaignant d'avoir des mictions douloureuses. C'est à cette occasion que l'on découvre dans les urines une grande quantité d'albumine. En outre, les urines présentent une couleur rouge foncée, légèrement hémorragique. La malade entre alors au service et est mise au régime lacté.

Le 2 juillet, examen cystoscopique (docteur GRANDINEAU) : Muqueuse vésicale d'aspect normal, orifice droit légèrement congestionné. Orifice gauche inaccessible.

4 juillet. — Les urines sont moins colorées.

7 juillet. — Les urines sont à nouveau colorées, mais cessent de l'être à partir du 8 juillet. A partir de ce moment et jusqu'à l'accouchement, on note une franche amélioration.

Accouchement. — *2 août*, 5 heures du matin. — Déclenchement du travail.

A 17 h. 30, expulsion d'un garçon de 3.700 grammes. Délivrance normale.

Suites de couches. — Du 3 au 11 août, la quantité des urines émises oscille entre 1.500 et 1.800 grammes. De plus les urines sont troubles. L'examen anatomo-pathologique des urines donne les renseignements suivants : « Pyocytes en très grande abondance. Hématies assez nombreuses. Quelques cellules épithéliales des divers segments urinaires. »

OBSERVATION VI

(*Clinique Obstétricale*)

(Service de M. le Professeur FRUHINSHOLZ)

Mme W..., 40 ans. VI pare. Ménagère.

Entrée le 13 juillet 1920. Accouchée le 27 août. Sortie le 5 septembre.

« Pyélonéphrite gravidique au 7e mois. »

Il s'agit d'une VI pare dont toutes les grossesses antérieures se sont bien passées. Ses dernières règles remontent à la fin d'octobre 1919. Rien dans ses antécédents.

Evolution de la grossesse. — Le 1er juin, pendant la nuit, une douleur très vive apparut dans la région lombaire gauche, douleur accompagnée de fièvre, mais sans frissons. Du côté des urines, il n'y eut aucune modification, simplement un peu de pollakyurie mais sans phénomènes vésicaux. La femme eut ainsi plusieurs crises douloureuses au cours du mois de juin, crises marquées également par l'apparition de vomissements.

Examen actuel. — A la palpation de l'abdomen, on trouve un foie normal. Il y a un certain degré de sensibilité dans l'hypocondre droit. Du côté des urines : pollakyurie et urines troubles.

15 juillet. — Examen bactériologique des urines vésicales : « Présence de pus, d'hématies, de cellules épithéliales rénales et du bassinet. Pas de bacilles de KOCH. Présence de coli et de proteus. »

17 juillet. — Au toucher, on trouve de la sensibilité au niveau du cul-de-sac droit.

19 juillet. — L'examen cystoscopique est fait par M. le docteur GRANDINEAU. La muqueuse vésicale est normale ainsi que les deux orifices urétéraux, qui ne sont pas congestionnés. Les uretères sont cathétérisés : ily a une rétention de 15 grammes dans le bassinet droit.

Les urines sont examinées au service d'anatomie pathologiques :

« *Urines vésicales.* — Cellules épithéliales, rénales granulo-graisseuses. Cylindres granuleux, cellules vésicales. Nombreux pyocytes. »

« *U. R. G.* — Assez nombreuses cellules épithéliales rénales dont un grand nombre polynucléées et granulo-graisseuses. Cylindres granuleux. Rares leucocytes. Quelques sédiments cristallins phosphatiques. »

« *U. R. D.* — Pyocytes en très grande abondance, des cellules épithéliales granulo-graisseuses. Quelques cylindres granuleux et pyocytiques. »

A partir de ce moment, et jusqu'à l'accouchement, la parturiente ne souffre pour ainsi dire plus. Elle est surveillée attentivement, mise à un régime hypotoxique et prend des antiseptiques urinaires.

Accouchement. — Le travail se déclenche le 27 août, à 17 heures. Le mécanisme de l'accouchement joue d'une façon très rapide et, à 20 heures, la femme expulse un garçon de 3.100 grammes. Délivrance normale et complète.

Les suites de couches n'ont été marquées par aucun incident du côté du rein de la malade, laquelle quitte la Maternité le 5 septembre. Elle ne s'est pas représentée au service depuis cette date.

OBSERVATION VII

(*Clinique Obstétricale*)

(Service de M. le Professeur Fruhinsholz)

Mlle M..., 22 ans. Primipare. Ménagère.

Entrée le 14 décembre 1920. Accouchée le 20 janvier. Sortie le 31 janvier 1921.

« Pyélonéphrite gravidique au 5e mois. »

Historique de la maladie. — Primipare, sans antécédents, dont les D. R. sont du 13 au 15 avril 1920.

Le 20 septembre, la malade est hospitalisée à Saint-Nicolas-de-Port. Elle présentait alors des vomissements très fréquents, des douleurs lombaires et peut-être des douleurs vésicales. Les urines étaient très foncées, « couleur ébène » dit la malade, toutefois on n'aurait pas constaté alors d'hématurie. La pollakyurie était très marquée et la constipation opiniâtre (3 à 5 jours sans garde-robes). A cette époque, la malade présentait de la température : 38 à 39 le soir et 37 le matin. Au bout de huit jours, la fièvre disparut et les urines redevinrent claires et abondantes, tandis que les douleurs lombaires disparaissaient. Seuls, subsistaient un point douloureux un peu au-dessus du point urétéral inférieur et de la pollakyurie. La malade put, à ce moment, rentrer chez elle et y séjourner dix jours.

Puis elle rentra à nouveau à l'hôpital pour les mêmes symptômes urinaires et pyrétiques. La température montait irrégulièrement vers 38-39 le soir pendant des périodes de 10 jours environ, puis cédait pendant une durée à peu près égale.

Dans l'ensemble, l'état général finit par être sérieusement atteint : amaigrissement très considérable et état saburral des voies digestives. Ces trois dernières semaines, les symptômes locaux et généraux s'étaient amendés. Or, depuis deux jours, la fièvre reprend : c'est pour cette raison que la malade est envoyée à la Maternité.

Examen à l'entrée au service. — Aspect général : femme amaigrie. Facies émacié. Abdomen globuleux. Tympanisme au-dessus de l'ombilic (aérophagie). Squelette normal.

Appareil urinaire. — Les urines sont troubles, hautes en couleur, forment un léger dépôt au repos. Polyurie.

Quantité d'urine émise en 24 heures :

15 décembre	....	1.900 grammes.
16 —	....	1.900 —
17 —	....	2.300 —
18 —	....	1.800 —
19 —	....	2.150 —

Examen cytologique d'urine vésicales recueillies à la sonde le 16 décembre 1920 : très nombreux pyocytes, peu d'éléments épithéliaux, d'ailleurs normaux, assez nombreux sédiments granuleux et amorphes. Phosphates.

Au point de vue bactériologique : très nombreuse flore microbienne composée de cocci divers. Diplococci prédominant. Quelques chaînettes de strepto. Quelques espèces bactériennes.

Il y a des douleurs vésicales et du ténesme qui forcent la malade à uriner en moyenne tous les trois quarts d'heure.

Au toucher, on trouve un point douloureux dans les culs-de-sac latéraux.

A la palpation de l'abdomen, il n'y a pas de points douloureux abdominaux ou urétéraux.

Palpation du rein : le rein droit est perceptible et augmenté de volume. L'examen n'est pas douloureux.

Rien à signaler du côté du foie.

9 janvier 1921. — La malade est prise de vomissements. Les urines sont diminuées de volume. Les douleurs sont surtout vives dans la région rénale gauche.

11 janvier. — Un purgatif est administré à la malade.

18 janvier. — Examen des urines vésicales : pyocytes en assez grande abondance, libres et en amas, nombreuses cellules pavimenteuses vésicales et épithéliales rénales. Quelques phosphates.

20 janvier. — *Accouchement* normal : fille de 2.600 gr.

Suites de couches. — *24 janvier.* — Amélioration très marquée de l'état général.

25 janvier. — Les urines renferment encore des pyocytes en assez grande abondance, et quelques éléments épithéliaux, normaux d'ailleurs.

31 janvier. — Depuis l'accouchement, il n'y a plus eu de température. L'état général est aussi satisfaisant que possible. La femme rentre chez elle, — et n'a plus souffert de son rein depuis l'accouchement.

OBSERVATION VIII

(*Clinique des Maladies des voies urinaires*)
(Professeur André)

Mme P..., 29 ans. Primipare. Bonnetière.

« Pyélonéphrite gravidique au 6e mois. »

Cette femme n'a jamais souffert antérieurement de la vessie. Elle est actuellement enceinte de 5 mois (D. R. : 21 décembre).

Depuis deux jours, elle urine très souvent mais peu à la fois pendant la journée, et cinq à six fois pendant la nuit. La fin des mictions est douloureuse. En outre, la malade se plaint d'avoir perdu l'appétit et ressent des douleurs dans la région rénale droite. Pas de frissons, pas de vomissements.

28 mai 1921. — Examen à l'entrée : douleur très nette à la pression et à droite au niveau de la dernière côte, sans irradiations. Au toucher point douloureux dans le cul-de-sac vaginal antérieur. L'urine vésicale recueillie à la sonde est un peu louche. Au cystoscope : muqueuse vésicale très vascularisée ; orifice urétéral gauche normal. L'orifice urétéral droit présente deux lèvres œdémateuses et irrégulières. Pas d'albumine.

Traitement : régime lacté et urotropine.

Examen histologique des urines vésicales : pyocytes assez peu nombreux, libres et en amas.

31 mai. — La malade souffre moins en urinant et urine

moins fréquemment la nuit (3 à 4 fois), mais le point douloureux costal existe toujours.

Cathétérisme urétéral droit (sonde n° 14) facile. Rétention : 25 cc. Lavage du bassinet avec du nitrate à 1 %.

4 juin. — Examen anatomo-pathologique de l'urine (recueillie par la sonde urétérale) du rein droit : « Culot très peu abondant, quelques cellules du rein, du bassinet, quelques rares pyocytes libres. Quelques hématies et globules blancs. »

Rétention bassinet : 30 cc. Lavage au nitrate. L'orifice urétéral droit est devenu à peu près normal. La malade ne souffre plus. Le point douloureux costal a presque disparu. Les mictions ne sont plus douloureuses et la malade n'urine plus qu'une seule fois la nuit.

11 juin. — Depuis huit jours la malade ne souffre plus en urinant et n'a plus de douleurs rénales. Les urines sont claires. Rétention dans le bassinet : 30 cc. Le méat droit est normal.

18 juin. — Même bon état, mais pâleur très accentuée. La malade commence à se réalimenter.

Lavage du bassinet (Rétention : 30 cc.).

Examen des urines vésicales : « Pas de culot après centrifugation. Au microscope : rares cellules pavimenteuses vésicales et épithéliales rénales. Quelques rares pyocytes libres et en petits amas de 4-8 globules. Urates et phosphates en très petite quantité. »

25 juin. — La malade a repris un bon teint.

Lavage du bassinet (Rétention : 40 cc.).

2 juillet. — Sondage du rein gauche : pas de rétention.

Sondage du rein droit : 40 cc. de rétention.

9 juillet. — Lavage du bassinet.

La malade se plaint, depuis quelques jours, de douleurs dans le bas-ventre.

11 juillet. — La femme rentre à la Maternité. On trouve un col effacé. Une injection de morphine est faite, puisque la parturiente n'est pas à terme. Le travail s'arrête alors.

Cette menace d'accouchement prématuré, mise à première vue sur le compte du cathétérisme urétéral, résulte plutôt de ce fait que le mari, militaire, est en permission depuis une dizaine de jours.

Amélioration continue de l'état général durant les jours suivants. La femme a, ultérieurement, accouché normalement et à terme.

OBSERVATION IX

(*Clinique Obstétricale*)

(Service de M. le Professeur FRUHINSHOLZ)

Mme D..., 19 ans. Primipare. Lingère.

Entrée le 17 octobre 1921. Sortie le 22 octobre 1921.

« Pyélonéphrite gravidique au 7e mois. »

Jusqu'au jour de son entrée à la Maternité, cette personne n'a jamais été souffrante. N'a présenté aucun symptôme urinaire ou intestinal avant ou pendant sa grossesse. Les antécédents héréditaires personnels (physiologiques et pathologiques) sont des moins chargés.

Le 17 octobre 1921, à 4 heures du matin, la femme est prise d'une douleur acerbe au niveau de la région rénale droite, douleur qui s'irradie sur le trajet des abdomino-génitaux. Cette douleur continue fait penser à la femme qu'elle est en travail. C'est pourquoi elle arrive à la Maternité à 8 heures et demie.

A son entrée, on constate une grossesse de 7 mois environ (D. R. du 4 au 10 mars 1921). Mais la femme n'est pas en travail. Les contractions utérines ne sont pas douloureuses. A la palpation de l'abdomen, on trouve au-dessus de la crête iliaque droite et sur la ligne axillaire antérieure, une zone d'empâtement large comme une petite paume de main environ. De plus, à ce niveau, il y a de la défense musculaire nettement marquée. La femme a une température de 37° et un pouls à 104. Elle souffre continuellement, sans aucun paroxysme douloureux, et la douleur part de la région lombaire droite pour gagner l'abdomen. La veille, la malade a eu un vomissement. On écarte l'hypothèse de crise hépatique à cause de la situation trop basse de la zone d'empâtement ; celle de crise néphrétique, car il n'y a aucun symptôme néphritique. On pense plutôt à un kyste ovarique tordu et l'hypothèse de lésions annexielles est repoussée, car il n'y a pas d'antécédents pathologiques qui permettent d'y penser. L'appendicite est également éliminée, car le point douloureux ne correspond pas à la localisation habituelle. La femme est mise en observation, et de la glace sur l'abdomen est prescrite.

18 octobre. — L'empâtement a diminué et la défense musculaire a disparu (T. : 39°2).

19 octobre. — Le point douloureux postérieur persiste.

Les urines sont troubles. La région la plus douloureuse est le point costo-lombaire. C'est à ce moment que l'on pense à une pyélonéphrite gravidique. On sent encore dans l'ancienne zone empâtée une certaine rénittence.. Au toucher, on trouve un point douloureux dans le cul-de-sac droit (T. : 39°2).

20 octobre. — Les urines forment un dépôt dans le fond du bocal ; quantité émise en 24 heures : 1.700 cc. (T. : 38°).

21 octobre. — Le dépôt est nettement purulent. Il s'agit bien d'une pyélonéphrite gravidique droite (T. : 37°2).

OBSERVATION X

(*Clinique des Maladies des voies urinaires*)

(Professeur ANDRÉ)

Mme B..., 25 ans. Sans profession. Primipare.

« Pyélonéphrite gravidique double. »

Cette malade entre au service le 9 mai 1921, trois mois après son accouchement (1er avril 1921). Elle a eu une grossesse assez incidentée. Albuminurie à partir du 4e mois, qui diminua par le régime lacté, mais persista naénmoins jusqu'à la fin. L'albumine ne disparut qu'au moment de l'accouchement (1er février 1921). La femme se leva le 15e jour. Un mois plus tard, elle ressentit une grande faiblesse, des douleurs dans la région lombaire et dans les jambes, douleurs accentuées par la marche. Elle continua néanmoins à nourrir son enfant. A la suite d'écarts de régime, fut prise de diarrhées profuses

Clinique du Dr André

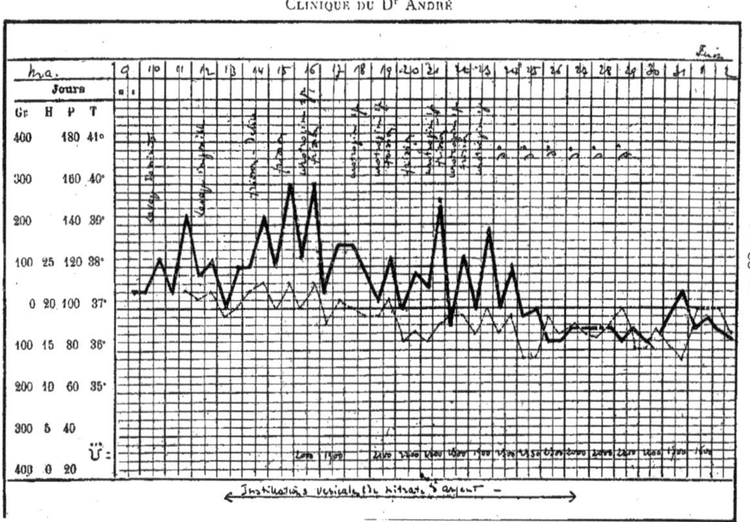

Clinique du Dr André

Juin	3	4	5	6	7	8	9	10	11	12	13	14	15	16	17	18	19	20	21	22	23	24	25
Jours																							

Gr	H	P	T
400		180	41°
300		160	40°
200		140	39°
100	25	120	38°
0	20	100	37°
100	15	80	36°
200	10	60	35°
300	5	40	
400	0	20	

quinze jours plus tard. Deux mois après l'accouchement, les urines devinrent troubles ; de plus, les mictions étaient fréquentes, douloureuses et moins abondantes que normalement comme volume. Pendant toute une nuit, elle eut de l'hématurie. Malgré l'absorption d'urotropine et le régime lacté, la pollakyurie persiste. Toutefois, elle n'a pas de douleurs spontanées de la région rénale.

Le 9 mai 1921, elle entre au service.

Examen à l'entrée (Professeur André) : la vessie est de capacité normale. Cystoscopie : muqueuse vésicale normale.

Uretères. — A droite : l'orifice urétéral est très altéré. Les bords sont très œdématiés et enflammés. A gauche : la région urétérale gauche est également œdématiée avec une petite zone de leucoplasie commençante, mais les lésions sont moins prononcées qu'à droite.

Reins. — Cathétérisme urétéral bilatéral. A gauche, on trouve une petite rétention de 10 grammes environ. L'urine sort trouble des deux côtés. Elle est pourtant plus trouble à gauche qu'à droite. Lavage des deux bassinets au nitrate à 1 %.

Examen anatomo-pathologique des urines (10 mai 1921) :

U. R. D. — « Culot assez abondant. Très nombreuses cellules épithéliales rénales libres et en lambeaux. Cellules du bassinet. Quelques pyocytes. Quelques hématies. Urates.

U. R. G. — Culot très volumineux. Pyocytes plus nombreux qu'à droite.

18 mai 1921. — Depuis quelques jours, fièvre à grandes oscillations. A l'auscultation du poumon, le docteur Benech trouve une légère congestion de la base droite, avec quelques râles fins. Mais le symptôme n'est pas jugé suffisant pour expliquer la température.

25 mai 1921. — Il semble au docteur Chabot qu'il y ait un léger épanchement pleurétique à la base gauche.

1er juin 1921. — L'état général s'est très amélioré.

7 juin 1921. — L'œdème bulleux du bas-fonds vésical a presque entièrement disparu. Lavage.

15 juin 1921. — L'œdème a complètement disparu. Lavage.

20 juin 1921. — Lavage des bassinets.

25 juin 1921. — *Idem.*

29 juin 1921. — *Idem.*

Examen cytologique :

U. R. D. — Hématies en assez grand nombre. Très rares cellules épithéliales. *Pas de pus.* Quelques phosphates.

U. R. G. — Très peu d'éléments. Quelques rares cellules rénales, quelques hématies, quelques pyocytes libres, quelques phosphates.

16 juillet. — Les urines sont redevenues claires.

Examen cytologique :

U. R. G. — « Quelques cellules rénales et du bassinet. Quelques hématies. Assez nombreux sédiments phosphatiques. *Pas de pus.* »

Depuis le 25 mai, la malade n'a plus eu de température un seul jour. Du 16 au 28 mai, 11 injections intra-veineuses d'urotropine ont été également faites.

La malade, guérie, quitte le service le 17 juillet 1921.

OBSERVATION XI

(Docteur CARLIER, *in* thèse GUGELOT)

(Résumée)

PYÉLONÉPHRITE GRAVIDIQUE, AVORTEMENT PROVOQUÉ (Guérison)

Il s'agit d'une primipare âgée de 23 ans, ayant des antécédents urinaires, qui, au 6e mois de sa grossesse, dans la nuit du 13 au 14 septembre 1903, ressent des douleurs violentes dans le côté droit, au niveau de la fosse illiaque. Les douleurs reprennent très violentes le soir. T. : 37°5. Pouls à 110.

15 et 16 septembre. — Sédation de la douleur. T. : matin 36°8, soir 37°4. Urines claires.

17 septembre. — Nouvel accès. Défense de la paroi. Irradiation du côté de la cuisse droite. Région rénale sensible à droite.

18, 19, 20 et 21 septembre. — Mêmes symptômes. T. : matin 37°4, soir 37°8. Pouls qui oscille entre 125 et 130.

Traitement : glace sur l'abdomen. Légers purgatifs (constipation).

22 septembre. — Exacerbation de la douleur. Sensibilité sur le trajet de l'uretère. Mictions fréquentes, mais peu abondantes. T. : soir 38°6. Pouls à 125.

Examen bactériologique des urines : exsudat purulent et colibacilles.

23 septembre. — Urines très purulentes. T. : matin 38°, soir 38°8. Pouls à 135.

24 septembre. — Urines louches. La malade est vue par le docteur Oui : rein droit hypertrophié. Pouls à 125. T. : matin 38°, soir 39°6.

26 septembre. — Nouvelle crise. Le pus se draine mal. Facies terreux. T. : matin 38°6, après-midi 35°6, soir 38°6. Pouls à 145. Il y a des vomissements et le ventre est météorisé les jours suivants.

Le 3 octobre, la situation s'aggravant, on décide de pratiquer l'avortement.

5 octobre. — Introduction d'un ballon. Premières douleurs dans la nuit du 6 au 7. Dans l'après-midi du 7, état général très grave : syncope. T. : 35°8. Pouls incomptable. Sueurs froides (éther). Le soir, la température remonte à 39°8. Pouls à 140.

A 11 heures du soir : expulsion du fœtus. Délivrance artificielle.

Après la délivrance, syncope. T. : 35°6. Pouls incomptable (éther).

8 octobre. — T. : matin 36°8. Pouls à 135. Etat général très faible. Urines plus abondantes et purulentes. Ventre douloureux. Selles régulières. T. : soir 37°4. Pouls à 130. Nuit bonne.

Les jours suivants, la température reste normale et le pouls redescend progressivement jusqu'à 85. L'appétit revient. Le pus devient de moins en moins abondant dans les urines. Il y a encore du colibacille à l'examen bactériologique. La malade entre en convalescence.

Décembre. — Nouvel examen des urines : plus de pus, encore quelques colibacilles et cellules épithéliales. L'état général est relativement bon. A la fin du mois, les urines sont absolument normales. Guérison.

1905. — La malade a eu une nouvelle grossesse tout à fait normale et elle jouit actuellement d'une excellente santé.

OBSERVATION XII

(Du service Audebert. — *In* thèse Fournier)

Pyélonéphrite gauche d'origine gonococcique. Traitement par la station debout. Guérison. Accouchement a terme.

Primipare. 24 ans. Entrée le 25 mars 1905. Accouchée le 19 mai 1905. D. R. : fin août.

A. P. — Rougeole dans le jeune âge.

Entre le 25 mars. Souffre des reins depuis deux mois. A beaucoup de pertes. Pyélonéphrite gauche. Mictions fréquentes, douloureuses au début ; urines troubles ; cystite.

2 avril. — Douleurs intenses dans la région rénale gauche. Les urines sont troubles ; leur quantité est normale, elles renferment de l'albumine.

Traitement. — Station debout, lait, 1 litre de tisane.

Accouchement. — A terme (albumine pendant le travail). Enfant vivant. Naît légèrement étonné. Poids : 3.420 grammes. Allaitement maternel. L'enfant s'est bien développé.

Suites de couches. — Physiologiques.

OBSERVATION XIII

(Docteur Potocki. — *In* thèse Balatre, 1902)

(*Observation résumée*)

Le 24 juin 1901, E. S..., enceinte de 4 mois, entre pour douleurs abdominales à l'infirmerie de la Maternité de Paris, d'où elle passe dans le service de M. Potocki peu après. Quelques jours auparavant étaient apparus les symptômes d'une urétéro-cystite consécutive à une vaginite probablement d'origine gonococcique. Ensuite étaient survenus, à droite, puis à gauche, des douleurs lombaires qui, huit jours avant l'entrée, avaient augmenté considérablement.

A l'examen de la malade, on trouve de l'empâtement dans la région lombaire droite, ainsi que de la contracture de la paroi. Il y a de la douleur nettement marquée, en avant comme en arrière. La fièvre qui, le matin, était de 38°, monte à 40° le soir. Le facies est pâle et plombé. S'agit-il d'un phlegmon périnéphrétique ou d'une pyélonéphrite ?

M. le docteur Bouilly vient examiner la malade et conclut à une pyélonéphrite, étant donnée la bilatéralité de la lésion. Il prescrit des lavages vésicaux et le régime lacté.

Le lendemain, on constate une légère diminution des symptômes locaux, mais l'état général s'aggrave : la malade pâlit et maigrit considérablement. Vu cette aggravation, on décide de provoquer l'avortement.

Celui-ci est alors pratiqué et, dès le lendemain, on constate que la température revient à la normale. La sécrétion urinaire augmente considérablement (700 à 800 cc.). Rapidement, elle monte à 2 litres et plus.

Un mois après l'intervention, la malade sortait, complètement guérie, de l'hôpital.

OBSERVATION XIV

Tuberculose rénale et pyélonéphrite de la grossesse

(Le Fur, *Paris Chirurgical*, Janvier 1907)

(*Résumée*)

Il s'agit d'une jeune femme de 30 ans qui présentait seulement de la pyurie avec un peu d'amaigrissement et d'atteinte de l'état général, sans aucun des symptômes caractéristiques de la tuberculose rénale (ni hématurie, ni fréquence, ni douleur à la miction, ni crises de cystite passagère), pyurie dont on s'aperçut au cours d'une grossesse et qu'on rapporta à une pyélonéphrite gravidique. Les urines renfermaient beaucoup de pus, mais examinées à plusieurs reprises, elles n'avaient jamais présenté de bacilles de KOCH. Malheureusement, on n'avait pas pu faire d'inoculation au début. Cette jeune femme avait eu plusieurs grossesses, avec, au cours de celles-ci, des douleurs rénales vives, des accès fébriles précédés de frissons, et le diagnostic porté par l'auteur fut celui de pyélonéphrite gravidique. Avant de pratiquer la néphrectomie du rein gauche, presque complètement dégénéré au point de vue fonctionnel, et pour être plus sûr du résultat, M. LE FUR cathétérisa le rein gauche, ce qu'il n'avait pu faire au cours de la grossesse précédente. Or, la sonde urétérale, après avoir pénétré dans le bassinet, ramena des urines qui, examinées au microscope, montrèrent l'existence du bacille de KOCH à l'examen direct. Les urines totales n'en renfermaient pas. Seules, les urines recueillies dans le bassinet gauche en contenaient indubitablement. Des inoculations faites ultérieurement furent positives et vinrent confirmer la nature tuberculeuse de l'affection rénale. La néphrectomie du rein gauche fut donc décidée, pratiquée et les suites de couches furent normales. (L'examen de la pièce montra un rein tuberculeux typique et complètement dégénéré.)

OBSERVATIONS XV et XVI

(Dr SCHWAB, *Société d'Obstétrique de Paris*, 19 janvier 1905)

L'auteur rapporte une double observation de pyélonéphrite gravidique.

1) Il s'agit d'une pyélonéphrite qui évolua à grand fracas, avec une température élevée, ce qui était peut-être due à l'origine blennorrhagique de l'affection. Cette femme fut d'abord traitée comme impaludique, le pus n'étant reconnaissable dans l'urine qu'à l'aide du microscope.

Le traitement vésical fut institué et couronné de succès. L'accouchement eut lieu à terme.

2) Pyélonéphrite latente, marquée par des alternatives de rétention de pus et d'élimination avec de très rares accès fébriles, et qui fut d'abord prise pour une appendicite.

Le diagnostic posé, le traitement médical institué permit à la parturiente de mener sa grossesse jusqu'au voisinage du terme et d'accoucher d'un enfant vivant.

OBSERVATION XVII

M. Paul Gueniot, *Société d'Obstétrique*, 15 juin 1905)

M. Paul Gueniot rapporte deux observations de femmes entrées à l'hôpital pour des douleurs de ventre avec accidents fébriles qui furent considérés comme des menaces d'avortement. La fausse couche ne se faisant pas et le col n'étant pas modifié, un examen plus serré montra qu'il s'agissait de pyélonéphrites gravidiques.

OBSERVATION XVIII

(MM. Jeannin et Cathala, *Société d'Obstétrique*, 15 juin 1905)

Il s'agit d'une malade qui présenta des signes d'infection encéphalique, avec état de stupeur extrêmement marqué. On ne porta aucun diagnostic pendant la grossesse. Cette femme ayant succombé, on reconnut à l'autopsie qu'il s'agissait d'une double pyélonéphrite avec inflammation purulente des deux reins.

OBSERVATION XIX

(MM. Bar et Daunay, *Société d'Obstétrique de Paris*, mars 1916)

« Fausses urines sanglantes, fausse cystite membraneuse au cours d'une pyélonéphrite suppurée chez une femme enceinte. Rôle de l'ammoniurie. »

Il s'agit d'une femme de 18 ans qui était soignée depuis 12 ans pour de l'entérocolite et une cystite purulente. Quand cette urine était émise, elle était seulement légèrement trouble, mais par le repos la division se faisait de la façon suivante : en haut le liquide devenait rosé, puis pourpre par transformation à l'air et on ne trouvait pas trace de pus ni au centrifugeur, ni au microscope ; en bas était une masse gélatineuse de pus, comparable à de la soupe au fromage, et dans laquelle on ne trouvait presque plus de globules de pus.

D'une série d'expériences faites par les auteurs, il résulta que le liquide rouge contenait de la neurexine et que la transformation de cette urine était d'origine ammoniacale. Cette femme a accouché régulièrement, et sa pyélite s'est améliorée.

OBSERVATION XX

(Dr Legueu,
Société d'Obstétrique, de Gynécologie et de Pédiatrie,
Novembre 1907)

M. Legueu a eu l'occasion d'observer une malade chez laquelle la première pyélonéphrite gravidique datait de 23 ans et qui eut de 60 à 70 crises de pyurie, au cours de 14 grossesses (qui furent toutes marquées par une recrudescence de la maladie). Au cours de la 13e et de la 14e grossesse, on fut obligé de faire une néphrotomie par suite de l'existence d'une pyonéphrose ; une fistule uro-purulente persista pendant des mois. Cette femme étant accouchée à terme, normalement, M. Legueu fit chez elle, son rein continuant à fonctionner d'une façon défectueuse, une néphrectomie qui fut suivie de guérison.

OBSERVATION XXI

(Dr Funck-Brentano, *Société de Biologie*, 17 décembre 1908)

Observation d'une secondipare qui, à la suite de son premier accouchement, avait eu une vaginite, laquelle avait été soignée par le permanganate. Cette femme présenta vers la fin de la grossesse une pyélonéphrite, marquée entre autres symptômes par de violentes quintes de toux, qui résista à tout traitement. La grossesse ayant atteint 8 mois et demi, M. Funck-Brentano se décida à l'interrompre, ou plutôt à l'abréger de quelques jours, étant donnée la gravité des phénomènes observés et notamment l'apparition de troubles de la vue. A la suite de l'introduction d'un ballon de CHAMPETIER DE RIBES, elle accoucha spontanément d'un enfant de 2.640 grammes. Les suites de couches furent normales et la pyélonéphrite évolua rapidement vers la guérison.

OBSERVATION XXII

(Dr TUFFIER, *Société de Chirurgie*, 29 juin 1910)

Primipare de 24 ans qui, au 6e mois de la grossesse, fut atteinte de pyélonéphrite gravidique, colibacillaire. Le traitement médical habituel ne donnant aucun résultat, l'injection à trois reprises d'un vaccin colibacillaire constitué par l'émulsion stérilisée d'une culture de 24 heures de colibacilles dans une certaine quantité d'eau physiologique, donna un résultat tel qu'au bout de trois semaines la malade sortait de l'hôpital entièrement guérie. Depuis, elle a accouché parfaitement d'un enfant vivant et bien portant.

Vu :
Nancy, le 13 janvier 1922.
Le Président de thèse,
FRUHINSHOLZ.

Vu :
Nancy, le 14 janvier 1922.
Le Doyen,
MEYER.

Vu et permis d'imprimer :
Nancy, le 2 février 1922.
Le Recteur de l'Académie,
CH. ADAM,
Membre de l'Institut.

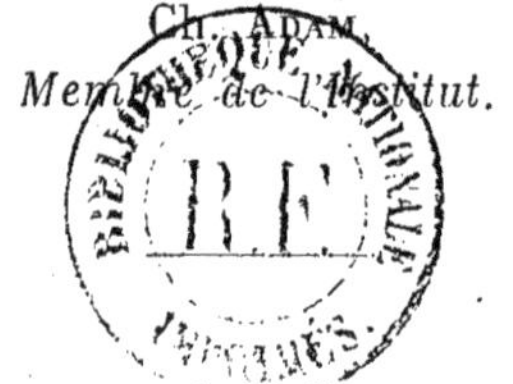

Bibliographie

ACHARD. — Pyélonéphrite gravidique (*Progrès Médical*, 1921, p. 241).

ACHARD et FEUILLÉE. — Pyélonéphrite gravidique terminée par urémie mortelle (*Presse Médicale*, 22 juin 1912).

ANDRÉ. — Du traitement des pyélonéphrites par les lavages du bassinet (*Province Médicale*, 21 juillet 1906, p. 349).

BALATRE. — *Contribution à l'étude des Pyélonéphrites gravidiques et de leur traitement* (Thèse Paris, 1902).

BAR. — La période présuppurative de l'infection des uretères chez la femme enceinte (*Bulletin de la Société d'Obstétrique*, 1904, p. 200).

BAZY. — Du diagnostic de la pyélite et de la pyélonéphrite simples et tuberculeuses (*Presse Médicale*, 1903, p. 893).

— Sur la sérothérapie des pyélonéphrites gravidiques (*Presse Médicale*, 6 juillet 1910).

BREDIER. — *Contribution à l'étude de certaines formes de Pyélonéphrites au cours de la grossesse* (Thèse Paris, 1902).

BRINDEAU. — Un cas d'accouchement provoqué pour une pyélonéphrite gravidique (*Presse Médicale*, 18 février 1909).

CATHALA. — *La Pyélonéphrite gravidique* (Thèse Paris, 1904-1905).

CATHELIN. — Les pyélonéphrites dites de la grossesse (*Monde Médical*, 5 novembre 1913).

CHEVASSU. — La pyélonéphrite gravidique (*Ann. de Gyn. et d'Obst.*, juin 1914).

COUVELAIRE. — Traitement des pyélonéphrites chez les femmes en état de gestation (*Gynécologie et Obstétr.*, 1920, p. 449).

DEHON. — Note sur un cas de pyélonéphrite gravidique à bacille d'Eberth pur (*Echo Médical du Nord*, 1905).

Delbet. — Pyélonéphrite et grossesse (*Presse Médicale*, 16 mai 1913).

Fournier. — *Pyélonéphrite gravidique et grossesse* (Thèse Toulouse, 1905).

Funck-Brentano. — Interruption de la grossesse dans un cas de pyélonéphrite (*Presse Médicale*, 17 décembre 1918).

Le Fur. — La pyélonéphrite de la grossesse (*Presse Médicale*, 21 février 1913).

— La pyélonéphrite de la grossesse (*Gazette des Hôpitaux*, 25 novembre 1913). I

— Tuberculose rénale et pyélonéphrite de la grossesse (*Paris Chirurgical*, janvier 1917).

Gaïfami (Paolo). — La pyélonéphrite de la grossesse (*Rivista ospidialera*, 1912, p. 563-571).

Gugelot. — *De la Pyélonéphrite gravidique en particulier et de son traitement* (Thèse Lille, 1905).

Jeannin. — Etude clinique des pyélonéphrites des suites de couches (*Progrès Médical*, 1908).

Jeannin et Cathala. — Double pyélonéphrite gravidique suppurée à colibacille (*Presse Médicale*, 15 juin 1905).

Johannxson. — Cas sévère de pyélonéphrite gravidique au 7e mois (*Annales de Gynécologie et d'Obstétrique*, 1914).

Rendirdjy. — Les pyélites de la grossesse (*Gaz. des Hôpitaux*, 1904, p. 393).

Lapauze. — Quelques cas de pyélonéphrite gravidique (*Gazette hebdomadaire des Sciences Médicales de Bordeaux*, 5 mai 1918).

Legueu. — La pyélonéphrite dans ses rapports avec la puerpéralité (Congrès d'Obstétrique, Rouen 1904).

— Résultats éloignés des pyélonéphrites de la grossesse (*Presse Médicale*, 11 novembre 1907).

— *Traité chirurgical d'Urologie*, Paris, 1910, p. 466.

Lepoutre. — Un cas de pyélonéphrite puerpérale (*Journal des Sciences Médicales de Lille*, 17 août 1911).

Magoun (I. A. N.). — Le bassinet comme source possible d'inf. du courant sanguin (*The Journ. of the Amer. méd. Assoc. Chicago*, 1920, p. 73 à 76).

Malouvier. — *Des Pyélonéphrites apparaissant pendant les suites de couches* (Thèse Bordeaux, 1904).

Marion, Heitz, Boyer et Germain. — *Cystoscopie d'exploration et cathétérisme urétéral.*

Mayer. — De la pyélite dans ses rapports avec la grossesse (*Assoc. de Gyn. et d'Obst.*, 1914).

Monde Médical, 25 septembre 1907. — *Pyélonéphrite de la grossesse.*

Nobécourt et Peyre. — Pyélonéphrite à bac. paratyphique A (*Presse Médicale*, 2 février 1917).

O. Davis. — *Traitement de la pyélite* (Congrès international de médecine de Londres, 1911).

Opitz. — La pyélonéphrite (*Ann. de Gyn. et d'Obst.*, 1904).

Pasteau. — *Revue Française d'Obstétrique et Gynécologie*, août 1913).

Périneau. — *Le Cathétérisme urétéral et les lavages du bassinet dans les Pyélonéphrites suppurées* (Thèse Paris, 1912).

Peruzzi. — Traitement de la pyélonéphrite gravidique par le cathétérisme urétéral avec lavages du bassinet (*Annali di Obstétrica*, décembre 1920).

Pillet. — Du traitement urologique des pyélonéphrites de la grossesse (*Normandie Médicale*, 1er janvier 1920).

Pinard. — *Des indications médicales à l'interruption thérapeutique de la grossesse* (Congrès de Rome, 1902).

— Pyélonéphrite au cours de la grossesse (*Journal des Praticiens*, 4 mars 1911).

Pousson et Desnos. — *Encyclopédie Française d'Urologie. La Pyélonéphrite gravidique*, T. II, p. 395.

Putnam-Tanco. — *Pathologie de la pyél. ascend. du post-partum consécutive aux déchirures du périnée* (Thèse Bordeaux, 1918).

Rayer. — *Traité des Maladies des Reins*, Paris, 1841, T. III, p. 101 à 241.

Ribemont, Dessaignes, Lepage. — *Traité d'Obstétrique*, p. 710.

Rochard. — De la pyélonéphrite gravidique (*Presse Médicale*, 16 novembre 1904).

Rudaux. — Diagnostic et traitement de la pyélonéphrite gravidique (*Archives Générales de Médecine*, 27 octobre 1903).

SOUFFRAIN. — *Traitement des Pyélonéphrites par les lavages du bassinet* (Thèse Nancy, 1907).

TORRE. — *Pyélonéphrite des suites de couches* (Thèse Alger, 1917).

TUFFIER. — La vaccinothérapie dans la pyélonéphrite aiguë de la grossesse (*Presse Médicale*, 29 juin 1910).

VIANNAY. — Pyélonéphrite de la grossesse guérie après trois lavages du bassinet (*Loire Médicale*, 1910, p. 154).

VINAY. — *Traité des Maladies de la grossesse et des suites de couches*, p. 362.

VORON. — Un cas de pyélonéphrite colibacillaire à gauche dans les suites de couches (*Réunion d'Obstétrique et de Gynécologie de Lyon*, 1er mai 1914).

WALLICH. — Pyélonéphrite et suites de couches (*Annales de Gynécologie et d'Obstétrique*, 1904, p. 156).

— Pyélonéphrite de la grossesse. Provocation de l'accouchement. Néphrostomie (Presse Médicale, 14 mars 1910).

WIDAL et BANARD. — Pyélonéphrite gravidique descendante par septicémie colibacillaire (In *Journal d'Urologie Médicale et Chirurgicale*, 1912, p. 207).

TABLE DES MATIÈRES

www.ingramcontent.com/pod-product-compliance
Ingram Content Group UK Ltd.
Pitfield, Milton Keynes, MK11 3LW, UK
UKHW021108260726
13994UKWH00002B/786